晋献春青囊传薪系列丛书

青囊传薪 临证实录

晋献春 总主编

晋瑜霞 主编

全国百佳图书出版单位

中国中医药出版社

·北京·

图书在版编目（CIP）数据

青囊传薪：临证实录 / 晋献春总主编；晋瑜霞主
编 . -- 北京：中国中医药出版社，2024.8（2024.11重印）
（晋献春青囊传薪系列丛书）
ISBN 978-7-5132-8739-5

Ⅰ . ①青… Ⅱ . ①晋… ②晋… Ⅲ . ①中医临床—经
验—中国—现代 Ⅳ . ① R249.7

中国国家版本馆 CIP 数据核字 (2024) 第 076669 号

中国中医药出版社出版
北京经济技术开发区科创十三街 31 号院二区 8 号楼
邮政编码　100176
传真　010-64405721
山东临沂新华印刷物流集团有限责任公司印刷
各地新华书店经销

开本 710×1000　1/16　印张 13.75　彩插 1　字数 196 千字
2024 年 8 月第 1 版　2024 年 11 月第 2 次印刷
书号　ISBN 978 - 7 - 5132 - 8739 - 5

定价　59.00 元
网址　www.cptcm.com

服 务 热 线　010-64405510
购 书 热 线　010-89535836
维 权 打 假　010-64405753

微信服务号　zgzyycbs
微商城网址　https://kdt.im/LIdUGr
官 方 微 博　http://e.weibo.com/cptcm
天猫旗舰店网址　https://zgzyycbs.tmall.com

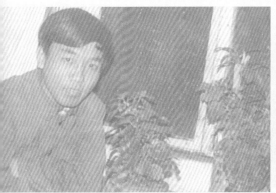

本科时在宿舍，与养的仙鹤草

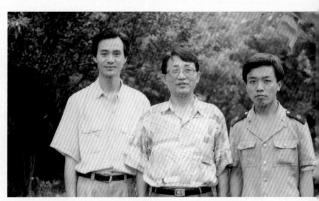

硕士入学，与硕导孙建芝教授（中）、
同门王显（左）

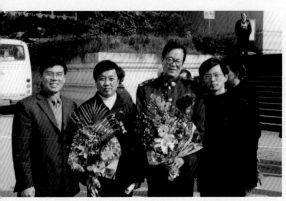

与戴裕光老师（右二）及同门

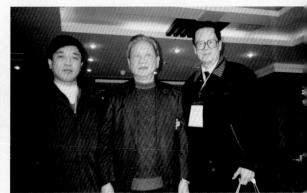

与戴裕光老师（右）、陈可冀院士（中）

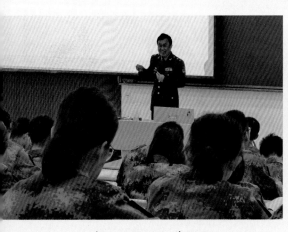

在陆军军医大学授课

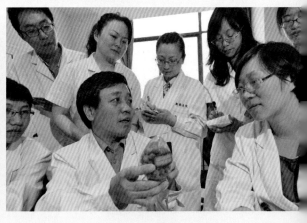

带教

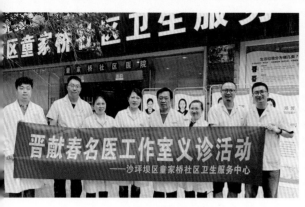

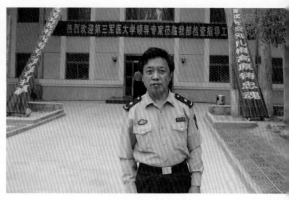

带领工作室至基层义诊　　　　　　　　为西藏官兵义诊

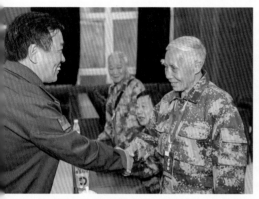

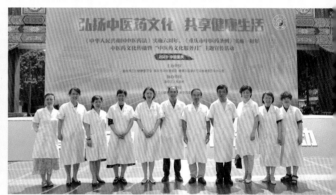

慰问"老革命"并义诊　　　　　　　中医药文化科普宣传

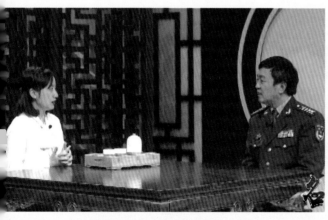

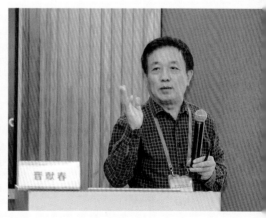

在电视节目中做健康科普　　　　　　　研修班授课

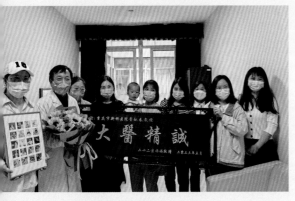

22 位宝宝有同个晋爷爷

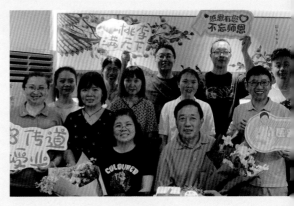

师门合影

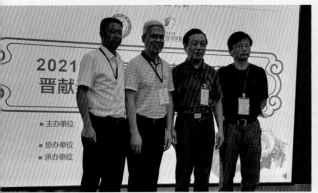

学术传承会议授课

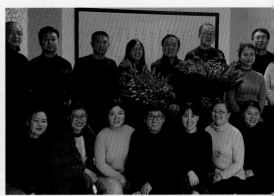

与弟子合影

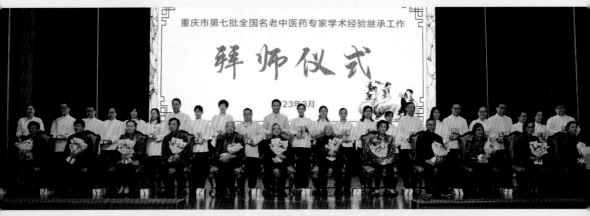

第七批全国名老中医药专家学术经验继承工作拜师仪式

前言

中华医药源远流长，中医药理论博大精深，学说纷呈。作为中华优秀传统文化的璀璨瑰宝，中医药学一直以来都是我国医学领域中的独特存在。它不仅积累了丰富的实践经验，还形成了系统而独特的理论体系，成为全球医学领域中一道亮丽的风景线。

中医药学之所以能够在历史长河中屹立不倒，其生命力源于它卓越的临床疗效，而当代名老中医的学术经验，正是中医药学这一独特医学体系中的智慧结晶。这些学术经验由学术思想和临证经验两大部分组成，其中学术思想是名老中医在长期临床实践中形成的独到见解和理论思考，是他们学术成就的精髓所在；而临证经验则是名老中医们在临床实践中积累的宝贵财富，是他们将理论知识与临床实践相结合的产物。

随着时代的进步和科技的发展，中医学术也面临着前所未有的挑战和机遇。在这一背景下，继承与整理当代名老中医学术经验显得尤为重要。这不仅有助于我们更好地挖掘和传承中医药学的宝贵财富，还能够为中医的创新发展提供有力的支撑。通过对名老中医学术经验的深入研究，我们可以发现其中蕴含的深刻智慧和独特价值，从而推动中医药学在现代医学领域中的广泛应用与发展。

晋献春教授为全国老中医药专家学术经验继承工作指导老师，曾获"全国百名杰出青年中医""全国中医药康复保健优秀人才""重庆市名中医"等荣誉。他出生于河南鄢陵，深受仲景学说影响，胸襟博大，视野开阔，治学兼收并蓄，在学术上重视继承并开拓创新。他在 20 世纪 90 年代即着力于中医治疗心血管疾病的研究，依据慢性心衰的病机，提出了温阳益气治本、化瘀利水治标的方法。后随军中名医戴裕光教授以全国老中医药专家学术经验继承形式潜心学习中医，并于2000年顺利结业，获人事部、卫生部、国家中医药管理局共同颁发的出师证书。晋献春教授在三十余年的中医临床、教学、科研工作中，先后提出"寒温同用""给邪找出路""痰、湿、水、饮，同类异形"等新观点，提高了临床疗效，完善和丰富了中医理论；并总结了"二仙参附强心汤""二仙芪苓汤""升降汤""宣降汤""茜草三物汤"等行之有效的方剂。其精湛的医术、高尚的医德，得到广大患者及同行的高度评价，在西南地区及全军有很大的影响。

为更好地继承和传扬晋献春教授的中医思想和临床经验，我们通过认真研究和总结，组织编写了《晋献春青囊传薪系列丛书》，此丛书由晋献春经验传承人在晋献春指导下结合临床实际编写而成。目前，该系列丛书第一批计划出版《青囊传薪：临证实录》《青囊传薪：医论医话》《青囊传薪：肿瘤临证精要》《青囊传薪：妇科临证实录》4册，后续计划进一步出版以特色用方、儿科病证、外科病证、疑难杂症等为主题的书籍。

《青囊传薪：医论医话》不仅介绍了晋献春教授学术特色和在中医药领域的传承经验，还阐述了他的中医教育理念，强调理论与实践相结合的重要性，鼓励后辈们要勇于创新、敢于实践。书中后半部分，系统地整理了晋献春教授多年来临床常用的中药方剂，详细阐述了每个方剂的组成、功效、用法，以及在实际应用中的注意事项和心得体会，使得读者能够深入了解这些方剂的精髓和奥秘。同时，我们还将晋献春教授的临床诊疗特点归纳于"碎玉零玑"部分，这部分内容更是临证的精华所在，如"升清降浊、给邪出路、单纯健脾易壅滞"等，展示了晋献春教授在临证过程中独特的思维方式和处理方法。

《青囊传薪：临证实录》总结了晋献春教授治疗内科杂病的临床经验，介绍他对心脑血管疾病、消化系统疾病、呼吸系统疾病等内科疾病常用中药、方剂之应用心悟，整理他治疗诸多病证的有效病案，并对其辨证论治、特色用药等方面解析诠释。此书通过大量的临床病案分析，展示了晋献春教授治疗各类疾病的精妙之处，详细解析了他的独到理念。

《青囊传薪：肿瘤临证精要》一书总结了晋献春教授在恶性肿瘤防治方面丰富的临床经验和独特的理论见解，介绍了中西医结合治疗肿瘤的诊法方案，同时附以病案举隅，将中医药与西医学的手术、放化疗相配合，辨病与辨证相结合，最大限度地提高肿瘤患者的生存率、临床治愈率及生存质量。书中对晋献春教授治疗肿瘤的多种理念和原则如"扶正养生""将病早治""扶正防转""木耳理论""抓主抓独"等进行了阐述，为中医临床治疗肿瘤、提高肿瘤患者生存质量提供了宝贵的经验。

《青囊传薪：妇科临证实录》一书收集整理晋献春教授治疗月经病、带下病、不孕症、产后病及妇科杂病的临床典型案例。晋献春教授在治疗妇科疾病方面临床经验丰富，治疗效果显著，在中医妇科界享有一定声誉，被患者尊称为"妇科圣手""送子观音"。该书溯古追今，分析总结了其治疗妇科疾病的宝贵经验。

《晋献春青囊传薪系列丛书》是对晋献春教授内、外、妇、儿等各科疾病治疗经验的全面总结和提炼。我们希望通过这套丛书，能够让更多的人了解中医、认识中医、信任中医，从而让中医在现代医学体系中发挥更大的作用。

总之，当代名老中医的学术经验作为中医药学的重要组成部分，是我们继承和发展中医药学的重要资源。我们希望通过这套丛书，让更多的人了解晋献春教授的学术思想和临床经验，推动中医药学在现代医学领域中的创新与发展，为人类的健康事业贡献更多的智慧和力量。

《晋献春青囊传薪系列丛书》编委会

2024 年 4 月

　　献春学人，吾同乡亦河中医同窗五年，八二入校，八七业成各奔东西，距今已四十余载，上学读书之情境好似昨天，献春老同学已是"第七批全国老中医药专家学术经验继承工作指导老师"、"重庆市名中医"、军中名医，学贯中西，已是中医大家，在江城一号难求。献春勤奋好学，毕业后又师从河南名医中医内科学家、中西医结合心血管名家孙建芝教授，可谓尽得其传。其勤于临床，每周六天门诊，至今近四十年，临证精于内科，尤善心血管疾病的诊治，对疑难病亦多有心得。献春用近五年之时，集多年之心得，几易其稿编成《晋献春青囊传薪系列丛书》。书稿完成，甲辰年年初，让我写序，实乃先睹为快。"青囊"指古代医家存放医书之布袋，后因华佗之医术由青囊所装之医籍而传世，青囊便成为中医的代名词；"传"者，学问之教也；"薪"指柴火，薪尽火传，喻指思想学问、技艺代代相传。该丛书内容极其精彩，既有医论医话，更有临证实录，中西医结合，道术融合，实为中医临证不可多得之书。

　　医学之书尤其是临床著作不求生花妙笔，但须是临证求实有血有肉的案例。献春学贯中西，善于思考总结，用清晰的路人皆能理解的语言和逻辑，将中医学深邃的理论和复杂的临证整理为生动浅显的文字表达描述，可说是凤毛麟角。开篇医论，纵横古今，谈医理论中西，尤其"中医要精，西医要通"之论深得孙建芝老师的影响。

相识四十年来，除读书五年外与献春相聚次数不多，但每次均在研讨交流中结束，记得在毕业二十年纪念返校活动中，曾与献春漫步校园谈论经方、温病、柴桂姜的使用心得、升降散的临床妙用、心绞痛用瓜蒌薤白莫忘人参，等等，至今仍历历在目。献春每次来京或我去渝都是匆匆而来匆匆而回，其间交流甚少，也甚为遗憾。《青囊》书出，读之酣畅淋漓，医论引经据典，中西融合，发挥颇多，对学习研究中医学深有启发。医话深入浅出，皆为临证所得，如枇杷叶剂量小于 15g 功效大减；土牛膝能够利咽喉；车前草剂量小能宣肺，剂量大方利水；40 岁后，肝胆常有湿热，必脾胃多有虚寒，不宜轻易用苦寒；木贼草可通鼻泪管，等等。医案精选，以内科、妇科、肿瘤科等的疾病为主，编写体例科学规范，选用中医病名彰显中医学理。此皆非真临床家不可得。

　　行医四十载，年过半百，学验俱丰，贺献春笔耕不辍书千古，著作付梓润四方。

首都医科大学附属北京中医医院院长　刘清泉

2024 年 3 月 6 日于北京华北宾馆

晋献春教授乃当今杏林砥柱，为吾之挚友。吾二人于 1987 年毕业于河南中医学院（现河南中医药大学），后虽分处南北两地，但常以研讨岐黄仁术而交流甚密。献春同学颇有古风，其治学、习医、做人、做事悉如其貌，朴实无华，严谨厚道，可谓"好学近乎知，力行近乎仁，知耻近乎勇"，其医德医术成为同侪之楷模，早已闻名云贵川等地。

献春教授好学不倦，聪颖善悟，熟谙经典，广研诸家，博采众长，推崇李东垣、张景岳等诸家，以善治疑难杂病尤其是心血管急危重症而著称医林。他是一个好大夫，对待患者不分贵贱，一视同仁，视如亲人，临证更是犹如羚羊挂角，辨证投剂，量小效显，深受广大患者信赖和赞誉。他是一个好老师，对学生更是呕心沥血，爱生如子，以身作则，言传身教。他关注中医教育的改革与发展，积极参与教材编写和教学研究工作，为提高中医临床教学质量作出了积极贡献。

献春教授既重视医经，更重视医案。医经予人以规矩，以知医之常；医案传人以治巧，以达医之变。医经与医案，犹如医学殿堂中的两座丰碑，一者载医之规矩，一者传医之巧变。在漫长的医学发展历程中，二者相辅相成，共同推动着中医学说的传承与创新。献春教授以他多年的临床经验为基础，在他本人及门人弟子的共同努力下，历经长时间的积累和打磨，终于完成了《晋献春青囊传薪系列丛书》。书中详细阐述了他多年的临床经验和理论见解，其中的"小窍门""小手段"数不胜数，如"痰、饮、水、湿同类异形""给邪以出路""湿非温不化"等。这些窍门手段精当灵活，分析精辟，见解独到，临证常有"大成效"。

本丛书纳入了献春教授从医多年的心得体会，既可供广大中医、"西学中"者学习参考，亦可供临床、科研工作者参考，同时可供中医学子们研读，为广大医学生和临床医生提供了宝贵的借鉴和学习资源。本丛书一经梓行，必能嘉惠杏林，故乐而为之序。

河南中医药大学校长　王耀献

2024 年 3 月

序
三

人生一世，如白驹过隙，生于斯世当有利于众生，有利于国家。前人有"不为良相便为良医"之大愿力，今有献春学长不以身家温饱计，但求青囊传薪流后人之大建树。

我和献春学长早年均从师河南中医学院孙建芝教授，同年入学同年毕业。学长乃成军中名医，中央军委保健委会诊专家，中医名家风范闻名遐迩。其为人谦和而耿直，热心而乐于助人，德高而尚，术精而湛，活人无数，被患者尊称为"晋神医""送子观音"。献春学长自幼聪慧好学，成绩优异，立志学医，先后师从中原名医孙建芝教授、军中名医戴裕光教授，深得真传。其学习刻苦，博览群书，知儒道释，遵仲景方术，崇东垣脾土理法，临床四十载，杏林漾春风，桃李满天下。

《晋献春青囊传薪系列丛书》凝结了献春学长之心血，堪为珍藏传世佳作，一方一法，均源于其几十载临床实践与思考，经得起推敲，行之而有效。比如《青囊传薪：医论医话》中强调"注重辨证，抓主要矛盾""祛邪一定要给邪以出路""升清则浊降，降浊则清升""人有两欲，食欲伤脾胃，性欲伤肾，故注意顾护脾肾"，实为临证之要。采用二仙参附强心汤治疗慢性心力衰竭气虚水泛，升降汤治疗食欲不佳、腹胀、大便燥结，宣降汤治疗外感咳嗽久治不愈，等等，效如桴鼓。书中亮点颇多，值得推广学习。献春学长在书中强调，中医治病救人，一是紧扣中医思维，作为一名中医，这一点非常重要，没有扎实的基本功，想要做到这一点也往往事与愿违；二是重在辨证，辨证是中医的精髓和特色，每治一病，无不强调辨证，每一个病案，无不体现于辨证上；三是善用经方、合方，但从不拘泥于经方。学长熟读中医经典，对《伤寒论》《金匮要略》《脾胃论》《温疫论》等均有深入研究，临床上常以经方、合方化裁，也用时方加减治疗各种疑难杂病，无不效验。

献春学长学识渊博，经验丰富，德艺双馨，疗效显著，难以尽书，只能是一鳞半爪，挂一漏万。现拟诗一首：

青囊杏林漾春风，传薪桃李望秋实。

摩顶放踵皆任愿，泽被苍生苦不辞。

愿与献春学长团队共勉，以表敬意！今值新书付梓之际，约我作序，实乃对我的信任与激励，谨志数语，乐观厥成。

北京中医药大学东直门医院院长　　　　王显
北京中医药大学心血管病研究院院长
于甲辰年正月二十八日

扫描上方二维码，
查看本书数字化资源

目录

医家小传

临证医案

漫漫学医路，上下求索心

1. 清澈素朴的学医之心

晋献春出生于 20 世纪 60 年代的河南农村。这里是医圣张仲景的故乡，虽距张仲景时代已近两千载，但历史的积淀却早已将中医文化渗透在百姓的日常生活与潜意识之中。当地风土人情的浸染，使晋献春从小就对中医产生了浓厚兴趣。兴趣人人皆可有，但若无坚韧的求索之心，若未经一番寒彻骨，怎得花香来。

虽家境贫寒，但他自幼学习勤奋、刻苦，小时候作文就写得很好，经常被当作范文，成绩也总是名列前茅。临近上中学时，当地县里的重点中学来选学生，整个公社仅仅考上了 6 个人，他就是其中之一。

高中时，由于是寄宿生，为了省钱，他每餐只吃两个窝头或两个馍，再佐以一点点豆瓣，并且豆瓣也要节约着吃，往往一瓶豆瓣要吃一周。最难熬的是寒冬，下着大雪，却没有热水，教室和宿舍也没有暖气，室内室外一样冷。当晋献春轻描淡写地回忆起这些经历时，我们都感慨万分，但他却笑呵呵地说："当时真没觉得苦，农村孩子有书读已经很不错了，已经很知足了。"

高考后填写志愿，他的第一志愿就是中医，除了兴趣使然，还缘于他善良的初心。当时医学不够发达，医疗条件落后，尤其在农村，每年都有很多人因为一些小病失治误治而离世。年少又善良的他看在眼里，默默地做着自己的决定，立志要改变这种现状，要用自己的医术挽救患者的生命。但是每个人都希望既有仰望月亮的理想也有脚下的六便士，更何况是家境贫寒之人。涉世未深的晋献春虽然对未来有着憧憬，但也需要有人指引。于是他专程去城里咨询了老师。老师告诉他，"学中医养老"，他性格不张扬，坐得住冷板凳，适合学中医。老师的一番话让他愈加笃定地选择了中医。

终于考上大学了！晋献春选择了中医。他考上河南中医学院（现河南中医药大学），成为一名中医系的学生，成为村里的第一个大学生，也成为当地十里八乡的小名人。

2. 孜孜以求的学医之心

进入大学后，晋献春如饥似渴地阅读中医经典书籍。本身中医的概念就很抽象，加上这些中医经典书籍都是以文言文的形式记载，非常不好理解，看一次不明白，他就反复阅读，再不懂就请教老师。为了把这些晦涩难懂的文言文理解并记牢，他是每天最早到教室的一个，也是回宿舍最晚的一个。他一边学习，一边总结问题，热爱思考的他很快在同学当中脱颖而出。大学毕业时，他获得了"河南省特别优秀毕业生"的殊荣。当时的评选要求是从100个学生里边选出3个"特别优秀毕业生"。晋献春所在的医疗系有240多人，有7个人获此殊荣，晋献春是其中之一。

1987年，大学毕业，拥有"特别优秀毕业生"头衔的晋献春可选择的就业机会非常多，可留校任教，也可以到当地最好的医院工作，还有第三个选择——参军，到第三军医大学（现陆军军医大学）当"军医"。当晋献春把这三个选择告诉给家人时，淳朴的家人全力支持他当一名军医。因为家里人认为，能成为一名军人就是人生中最值得自豪和感恩的事。

当他做出了选择，七月时节，"一个人造革包，一件衣服，乘坐30

多个小时的火车"就开启了晋献春踏入巴渝地域的征程。来到第三军医大学（现陆军军医大学），他被分配到第二附属医院（新桥医院）中医科，从此也开始了自己的从医生涯。到新桥医院后，晋献春用自己的所学，为很多患者解除了病痛，他的医术也在一次次的诊治过程中不断提高。

然而，在他躬身临床的过程中也伴随着一些难以解决的问题。晋献春谈到刚开始工作那两年的情况，"学过几年中医之后，对中医理论能大段背诵，古方信手拈来，于是觉得自己治疗一般的疾病是完全没问题的，但在临床中，不但疑难杂症不能有效应对，就连一般疾病，也感到缺乏良方"。这也印证了唐代著名医家、"药王"孙思邈在其著作《备急千金要方》中对当时某些一知半解、存在自满情绪的医生提出的警语，"世有愚者，读方三年，便谓天下无病可治；及治病三年，乃知天下无方可用"。这也从一个侧面反映出从古至今的从医者在中医学习中普遍存在的问题。

3. 钩深索隐的学医之心

面对在临床实践中遭遇的问题，晋献春不停地思考如何辨证开方，如何寻找更好的解决方案。因此，彼时他觉得自己虽已读万卷书，但仍有很长的路要走，很多的知识需要探索。

1991年，晋献春毅然决定继续深造——考研。有着扎实功底的他顺利考上了研究生。读研期间，他担任班长，因为是军医，每个月还有工资。虽然工资不多，但他经常拿来帮助同学。同学对他的学识和人品都赞赏有加，他也深受老师和同学的喜爱。读研期间，他被评为河南中医学院优秀共产党员。当时在学校是史无前例的，因为在他之前，优秀共产党员的荣誉称号只颁发给教师，这是第一次颁发给学生。3年后，晋献春顺利取得了医学硕士学位。

20世纪90年代，大学生很少，更不用说硕士研究生了。晋献春在当时可以说是佼佼者。可是，爱中医、爱探究的他永不满足，认为自己可以做得更好。

1997 年，趁着全国名老中医药专家"师带徒"的机会，晋献春拜军中名中医、"国医名师"戴裕光教授为师，潜心学习中医学。老师门诊时间，他将患者的病症、老师的"望、闻、问、切"方法及所开处方，认真记录下来研究。其余时间就是看书学习，他用 3 年时间读完了医院图书馆里所有的中医书籍，光是张仲景的《伤寒杂病论》就读了不下 10 遍。他说每一次精读都会有不少的收获。2000 年，全国老中医药专家学术经验继承工作结业，他获人事部、卫生部、国家中医药管理局共同颁发的出师证书。

在多年临床工作的历练和不断钻研中，晋献春的医术日益精进，在当地的医学界很快便小有名气。但是，对于有鸿鹄之志、救世之心的仁医而言，不停探赜才是他的生活常态。

2006 年当全军乃至全国第一批中医师承制博士出现后，他再次决然地选择继续攻读博士学位。当时，他拿着审批表找领导签字，准备上北京考试，大家都很疑惑：你已经相当优秀了，为什么还要执着地去读书呢？可是，信仰的力量一直指引他向前。他又考中了。在读博期间，他的表现仍然很优异，他又获得了中国人民解放军总医院的嘉奖，当时 8 个博士生中只有晋献春 1 人得到了该嘉奖。2009 年，他从中国人民解放军总医院中医师承制研究生班毕业，取得医学博士学位。

一步一步走来，晋献春的学医之路每一步都踏实、铿锵有力、掷地有声。他说，学中医得有耐性，要能沉得下心来，看得进书，耐得住寂寞，才能够"悟"出门道。

君子治学，明道致远

1. 重视临床，力求疗效

医学，尤其是中医学，是一门实践性非常强的学科。晋献春非常重视临床实践，常讲"熟读王叔和，不如临证多""心中了了，指下难明"，光有理论，不能将理论灵活地运用于临床实际中去，就不能算一个真正的好医生。中医能长盛不衰的原因有许多方面，其中有一点恐怕是最主要的——其良好的疗效。因此，他非常强调，要成为一个好的中医，就要勤临床、多临床，力求不断地提高临床疗效。

2. "精""博"结合，学以致用

晋献春认为，学习要精、博结合，学以致用。所谓"精"就是精读几种经典著作。人生有限，学海无涯。中医书籍浩如烟海，仅《伤寒论》之注解就有数百家，不可能一一问津。必须有所侧重，择善而从。他最喜欢尤在泾的《伤寒贯珠集》《金匮要略心典》、柯韵伯的《伤寒来苏集》。根据前人的经验及晋献春自己的治学体会，晋献春认为需要精读的著作大概有两类：一类是中医之本——即经典之作，如《黄帝内经》《神农本草经》《伤寒论》《难经》《金匮要略》等；另一类是后世推崇的重要著作，如《脾胃论》《温病条辨》《温热经纬》《小儿药证直诀》《医林改错》等。对于需要精读之作，首先要通读全书，明其大意，对其中重要篇章要反复阅读，达到熟能成诵的程度，常说"书读百遍，其义自见"。"博"既指博览群书，尽可能多地阅读资料，掌握信息，又指博闻多识，上穷天文，下及地理，远取诸物，近取诸身，可谓无所不包。只有这样，才能见多识广，触类旁通，知常达变，拓故出新，在临床审证求因、组方遣药中做到法度严谨，运用自如，丝丝入扣，恰合病机。

晋献春认为要获得较多的医学知识和诊疗方法，迅速提高学识及医疗水平，必须广开学路，做到精博结合，学以致用。他非常推崇程钟龄之言，即"知其浅而不知其深，犹未知也；知其偏而不知其全，犹未知也"。他认为不精读经典，则如无本之木；不泛读后世之作，则不易理解经典之意。同时认为对各家学说，合读则全，分读则偏；去粗取精，扬长避短则可，盲目偏见，顾此失彼则非。

3. "勤""恒""学""思"，治学之本

古有"业精于勤，荒于嬉；行成于思，毁于随"及"锲而不舍，金石可镂"之名言，晋献春常以此名言勉励学生，同时也将此作为自己治学的座右铭。他认为业精于勤，体系一个恒字，学而不思则罔，重在一个思字，从某种意义上来说，思比学更为艰苦。古典医籍，词义深奥，现代科技，飞速发展，必须不懂就问，孔子"入太庙，每事问"，说明人的知识有限，指出问的重要性。做到有疑必质，不要人云亦云，推其理，考其证，有源有流，不致盲从。常说"笨鸟先飞""勤能补拙"，只要勤奋学习，且能持之以恒，就一定能在学业上有所建树。晋献春总结其学习的经验是年轻时记忆力强，要以背诵为主，尤其是对经典条文、方剂、药性等，一定要尽可能地记诵，为以后学习、工作打下基础；年纪大一些，记忆力下降，但理解和分析能力增强，这一时期要带着问题去学，以使学术有所提高。通过这种学习方法，晋献春具备了扎实的理论基础，现在对于经典条文、方剂、药性等仍能出口成诵。晋献春勤学恒思，一直坚持每天至少读书两小时，即使在外出、开会等时这一习惯也未打破，常身不离书、手不释卷，常说"开卷有益"。晋献春认为，求知的路是一条荆棘丛生的路，甚至本来就没有路，只有靠自己一步步实实在在地攀登，除此别无捷径可走，只有依靠刻苦勤奋、持之以恒的"笨劲"，才能学有所成。他常以"书山有路勤为径，学海无涯苦作舟"告诫学生。

4. 医案经验，视如恩师

医案作为医生诊疗疾病的记载，其中既有医者理、法、方、药的具体运用，又蕴含着医者的临床经验、学术主张、用药特点。要成为一名优秀的中医工作者，除应学好基本理论外，尚需有丰富的临证经验，而丰富临证经验除从临床实践中不断获得外，尚需师承他人的经验。人生有限，不可能遍寻天下名家，时不倒流，不可能亲聆古代医家的教诲。医案作为载体，是古今名医大家临证的真实记录，因此，拜读他们的医案，犹如跟之临证，

听之教诲。若能遍阅古今名家医案，犹如拜古今名家为师，若能汇各家之长为我所用，就必能极大提高自己的临床技能。因此，晋献春非常重视古今医案的学习，且教导学生们要多读医案，尤其是名家医案，如《名医类案》《续名医类案》《临证指南医案》《薛立斋医案》《叶天士医案》《经方实验录》《柳选四家医案》《古今医案按》《王孟英医案》《丁甘仁医案》等。同时他教诲学生，只有学习了名家医案，才能更深刻领会该医家的学术主张、用药方略。

经验即指经验小册子，多为名不见经传的医家所撰的学术著作。晋献春认为该类小册子短小精悍，其中多有作者独特的诊病心得、用药经验。作为医生，若能抱着"三人行必有吾师"的思想去收集、学习这些经验小册子，则费时不多，收获不少，终可积跬步而至千里，汇涓溪而成江河。因此，晋献春常教导学生要多收集、阅读经验小册子。

5. 乐育人才，甘为人梯

晋献春从事中医临床、教学、研究 30 余年，学生甚多，只要向他请教，他都乐于解答且解答问题深入浅出，又和蔼可亲，每个问题都能有一个满意的结果。他常说："青出于蓝而胜于蓝，我希望你们比我站得更高。"故此，他讲解问题时是毫不保留的，希望学生在他的基础上不断前进。他希望学生大胆思考、勇于探索，允许学生充分发挥自己的见解。他要求学生必须掌握中医的基本理、法、方、药理论，同时要思维敏捷，临证要有所"悟"，不断总结经验，这样才能不断提高医疗技术水平。

晋献春为人谦恭厚道，严于律己，宽以待人，深得医林同道敬佩。其常常与同道"执经问难"，共商医技，不搞"唯我独尊"。学术上主张摒弃门户之见，鄙视"文人相轻"的不良作风，德艺双馨、名震川渝，享誉军地。

晋献春学贯古今，运用中医药理论诊治了临床上众多常见病、多发病，尤其在诊治心肌病、风湿病、妇科病、脾胃病及疑难杂症等方面，具有独特的见解和方法。拥有精湛医术的他还为人正直，时时不忘医生职责，他坚持贫富同等，官民等视，不因其官、富而厚待，不因其民、贫而轻视。他常以孙思邈的《大医精诚》医者"不得问其贵贱贫富……普同一等，皆如至亲之想，不得瞻前顾后，自虑吉凶……一心赴救，无作功夫形迹之心"自律，也用此教育、要求学生，常讲"医生就要有医德"。

1. 旰食宵衣，只为患者

晋献春门诊量极大，但临诊时却从不马虎应付，凡应诊者，均认真辨证处方，最后几味药，常常仔细斟酌，精益求精。尽管求诊者众，却有求必应，数十载如一日，长期坚持服务患者，遇年老体衰者多予搀扶应座，遇经济拮据者，多解囊相助，从不讲求患者的报答。

在 20 世纪 90 年代，刚 30 岁出头的晋献春已每天至少接诊 100 名患者，年门诊量超过 1 万人次，多的时候年门诊量超过两万人次。

为了给更多的患者看病，早上 7 时许，大家一定能看见他第一个进入诊室开始看病，8 时不到，已为 10 余位患者看诊完。虽然只有半天门诊时间，但他几乎从未按时下过班，中午在诊室吃个盒饭，又接着给患者看病，大多数情况下坐诊时间会持续到下午 3 时左右。

如今，已至花甲之年的他依然保持着惊人的门诊量，并常常为远道而来的患者加号，长期跟诊的学生劝他别那么拼命，而他却说："没啥的，患者太多了，我加个班就方便了大家，每个患者都是带着希望来的，总不能让他们连病都看不了就失望地回去啊，可能我抽这几分钟，就帮他解决大问题了。"也许有人会想，他那么多的门诊量肯定是为了多挣点钱，否则谁那么傻？他就是这么傻。作为一名军医，无论门诊量多少，他只拿固定工资。

并且，晋献春还总是为患者的经济考虑，在他看来，生病已是人间疾苦，若物质上再施以重压，那就是雪上加霜。因此，他为患者开的中药一般都是每剂 10 ~ 30 元。有时患者还会疑惑地问："这么点量，怎么像给小孩的一样呢？"晋献春说："中医不在乎药的价格和量的多少。药就像是钥匙，一把钥匙开一把锁，不管钥匙怎样，只要对路就能打开。"这些理论与中国传统哲学不谋而合。

2. 仁心仁术，屡解顽疾

在私底下，找晋献春看病的人都亲切地称他为"晋神医"，他们总是津津乐道着一个个关于晋献春医术精湛、妙手回春的"传奇"故事。

一对来自四川渠县的夫妇慕名找到晋献春。这对夫妇结婚多年未育，虽多方求医却一直难遂心愿。晋献春诊查后发现，女方因宫寒而不孕，男方也患有相关疾病。找准病因后，晋献春对证施治，在经过 4 个多月的药物调理后，这位多年未孕的女士终于怀上了孩子，实现了自己多年来的愿望。晋献春打比方说，女人就像是一块土地，他用中医的方式，把土地深翻、施肥，自然就容易播种收获了。像这样治好的不孕不育患者，每年都有很多，久而久之，一些医院的妇产科甚至主动把类似患者介绍到晋献春门诊治疗。

一位年仅 30 多岁的女教师患上了癌症。从西医的角度来看，她的病已经算是不治之症了，抱着试试看的心态，这位患者找到晋献春。晋献春给这位女教师做了一个巧妙的比喻："癌症就像朽木上长的木耳，西医的处理方式是长一处木耳就清理一处。不过，现在患者的身体已经是一块朽木，木耳会不断长出，你怎么清理也清理不完。然而改变朽木所处的环境，把朽木放置于干燥的环境中，木耳没有了生长的环境，说不定就会慢慢消失了。"听了这番话，该患者深有感触，情绪逐步稳定。晋献春针对她的病情给她开了一些中药。患者服药后病情得到了控制，也重新燃起了对生活的希望。

2023 年的六一儿童节，22 个妈妈给晋献春教授团队送来了一份特别的礼物——一封特殊的感谢信，附加宝宝们的可爱图集和"大医精诚"匾额。感谢新桥医院中医科晋献春团队的医者仁心，感谢被患者亲切称为"晋神医"的重庆名中医晋献春教授行妙手、施仁术，成功帮助 22 位母亲圆了"妈妈梦"。几位宝妈代表也讲述了她们经历"受孕之苦""保胎之痛"后，经由晋献春教授悉心诊治，精心调理，成功生下健康宝宝的故事。

一位来自垫江的宝妈讲述了她的经历。她首次怀孕不足 1 月，便因黄体酮较低经历了胎停，一开始以为是偶然事件，并未引起太大重视，直至 1 年后再度经历怀孕胎停。"身心遭遇重创，心痛身体也痛，觉得天都要塌了，开始胡思乱想，觉得自己是不是这辈子都无法怀孕了"。身心俱疲、绝望之际有人告诉她新桥医院晋献春教授擅长用中医解决不孕不育的问题，很多怀孕失败的患者经由晋教授精细化的助孕方案治疗，都能顺利怀上宝宝。这位宝妈说，一开始她是怀疑的，主要还是对中医不了解，后来抱着试一试的心态，挂了晋教授的号。诊脉之后，晋教授告诉她不用担心。于是，她带着半信半疑的心情，遵照医嘱调理备孕，3 个月后，就怀孕了。高兴之余，她也有点心神不宁。之前怀孕胎停的种种痛苦仍然历历在目，她担心好不容易怀上的宝宝又出现流产等不好的情况，孕期的每一步都走得小心紧张。了解到这位宝妈的情况后，晋献春团队为她制定了周密的保胎方案，通过追踪情况，调理用药，在医护人员的密切关注下，安心平稳地度过了整个孕期，并最终顺利分娩，一个家庭的梦，圆了。

另外一位林女士 2020 年先后经历生化妊娠和葡萄胎两次不良孕史，痛苦的葡萄胎清宫术让她对再次怀孕产生阴影，后经朋友介绍找到晋献春进行中医调理。看到林女士情绪低落，晋献春鼓励她，"别担心，调理了可以再怀孕，没问题的"。后来，林女士顺利生下小宝宝，她说："特别感谢晋教授，他不仅医术高超，乐观积极的态度也对我很有帮助。"

还有一位毛女士，结婚多年未孕，曾被其他医院断定无法自然受孕，经由晋教授调理一段时间后，成功自然受孕。毛女士说："晋教授很细心，看诊时见我穿拖鞋提醒我容易着凉，一直安抚我说不要着急，争取怀个虎宝宝。"

　　白领方女士月经不规律，各种昂贵的中西药服用了很久也不见好，经朋友推荐求诊于晋献春处，"吃了几次他的中药就怀孕了，关键是药还不贵"。

　　类似这样的"传奇经历"在晋献春的从医生涯中每天都在上演。很多人感慨，"晋神医"不仅医好了他们的疾病，而且让他们对中医打心眼里信服和自豪。

　　因晋献春精湛的医技，高尚的医德，他的办公室摆满了康复患者送来的牌匾和锦旗，这样的感恩事例还有很多。

　　曾在2011年时，发生了这样一件趣事：晋献春准备在重庆图书馆开展一场学术讲座，家住重庆沙坪坝区的彭先生带着一家老小挤进现场，在讲座开始前激动地抢过主持人话筒说："晋主任，我们全家人今天是专程来感谢您的。是您的调理，让我们结婚多年来终于有了自己的孩子。"紧接着，34岁的王女士、72岁的刘女士等听众都纷纷举手发言，为的都是当面感谢晋献春教授治好了她们的病。因此，当时的一场讲座竟变成为感恩大会。

　　在线上也有许多网民给晋献春留言：

　　"我38岁，从前的病很严重，在咱们家乡看病花了很多钱，没作用，后来才去重庆找了晋大夫，吃了中药，现在也恢复得差不多了……"

　　"谢谢晋大夫给了我第二次生命！我共吃了您开的中药34剂，医治频发室性早搏作用很明显，但心律过缓还要坚持服您开的中药……"

　　"晋医师是个和颜悦色的医师，感谢你耐心地听我诉说病况，给了我一种特别的感动与安慰。你说过，争取让我31岁抱上小孩，我听你的，每天坚持准时吃药，早点歇息，我一定能如愿以偿……"

3. "不满"其少言，却震惊于良效

在很多人眼中，尽管晋献春的医术高明，对患者和蔼可亲，但也有人对他表示过"不满"。曾有患者在网上发帖"批评"晋献春："好不容易排了一两个小时的队，谁知道他四五分钟就看完病开方子了，想多聊两句都不容易。"晋献春有些无奈地解释说："中医讲究的是望、闻、问、切，患者一进门，我已经在观察他们的情况了，正如《伤寒杂病论》所说，'但见一证便是，不必悉俱'。其实几句话，就已经能抓住主要问题了。"果不其然，没过多久，这名患者又发帖说，"晋主任的话不多，没想到药还挺管用"。

一向温和的晋献春也有严厉的时候，他特别在意患者有没有按时服药。有一次，晋献春表情非常严厉地对一位老是不按医嘱服药的患者说："你再这样，我就不看了。这是对医生的不尊重，也是对你自己的不尊重。"吓得患者赶紧道歉，保证按时服药。晋献春说："服药时间变了，那么药物自身也变了，即便是良方灵药，也会失去效果。"

4. 军医之仁，奉献至上

从医几十载，晋献春虽然已是享誉一方的名中医，却从未忘掉身上的这身戎衣。"作为一名军医，为广大官兵服务，是我应尽的职责"，晋献春始终牢记使命，坚持为官兵谋健康。在日常工作中，只要有官兵或军属来求诊，他都是有求必应，全心全意为他们服务。在驻地，他多次到基层部队巡诊、开讲座，上门为广大官兵诊治疾患。

医院安排医疗队上高原，他报名去；安排扶贫义诊，他报名去。他将"望闻问切"带到平均海拔 4000 米的西藏，用中医的诊治方法为边防官兵解除病痛，受到边防官兵的广泛赞誉。晋献春还专门为高原官兵编写保健手册，已发放 2000 余份。"患者是医师的财富，我的愿望就是能够在 80 岁、90 岁时还能给患者看病，那就是我最大的福分。"

一个个真实的故事，一段段传奇的经历，成就了一个又一个家庭的幸福和圆满。这就是大医，用精湛的医术、仁心去对待每一位患者，去解救含灵之苦。经常有人问晋献春："你到底是看什么病的啊？"他笑道："我就是看中医的啊。兵无定式，水无常形，中医学没有专科。中医本身讲究的是望闻问切、辨证论治，所以，作为中医若能治好这个病，治那个病也差不到哪里去！"

传岐黄之术，承中医之道

如今，早已声名远扬的晋献春头衔很多：全国百名杰出青年中医、全国中医康复保健优秀人才、第七批全国老中医药专家学术经验继承工作指导老师、重庆市名中医、重庆市首届优秀青年中医、重庆市学术技术带头人（中医内科）、重庆市"322重点人才工程"人选、第三批重庆市老中医药专家学术经验继承工作指导老师、中华中医药学会内科分会肺系专委会常务委员、重庆市中医药学会常务理事……

虽然有很多的头衔，但他却说："我仅仅想做一名朴实的、传统的铁杆中医。"

他确实也做到了，从他立志做一名医者那刻起，到现在为无数患者解除病痛，这几十年走来，他的专业思想牢固，理论知识扎实，用药轻灵，强调整体，重视辨证，灵活遣方。他提出的"寒温同用""给邪找出路""痰、湿、水、饮，同类异形"等新观点，提高了临床疗效，完善和丰富了中医理论，归纳、分析、筛选出了数张临床行之有效的方剂，受到同行和患者的高度赞扬。

对于大家对他的信任和爱戴，晋献春表示"中医最基本的是传承。这种传承包括医术和德行，我们要不断加强学习，用勤奋努力和坚守医德赢得患者、同行的认可"。晋献春说，要当一名出类拔萃的好中医，就要不断加强学习，勤学善思，学好中医文化和中国传统文化，要注重工作方法和技巧，善于抓住主要问题和矛盾，对于特殊的患者，在进行药物治疗的同时，还要注重对其进行心理疏导，通过语言的沟通打开患者心结。要不忘初心，坚守信念，注重医德医风，学会换位思考，处处为患者着想，做一名业精技高、德艺双馨的医生，守护好百姓身体健康。

明代裴一中曾言："学不贯今古，识不通天人，才不近仙，心不近佛者，宁耕田织布取衣食耳，断不可作医以误世。"古往今来，唯有笔耕不辍，躬身临床，承继经典，辨证遣方，坚持不懈才能抵达信仰的高度，才能传承、传播中医思想、文化、技术，才能真正地施仁于民。

晋师生于医圣之乡，自幼对中医有浓厚兴趣，勤奋好学，大学就读于河南中医学院，系统学习了中医四大经典、金元诸子之书、温病学名著等历代重要医学著作，尤其对《伤寒论》《金匮要略》《脾胃论》用功最勤。

晋师临证，长于内科杂病的治疗，他常以"杂家"自称。他认为李东垣"脾胃为后天之本"的观点乃治疗许多慢性疾病的关键之所在。如肺病中，"脾为生痰之源，肺为贮痰之器"，痰湿犯肺者，喜用"培土生金"；心病可补脾生血生气；肝病中"见肝之病，知肝传脾"，治疗肝病时时注重顾护脾胃。形成了斡旋枢机、调节升降的用药习惯，常以益气升阳、降胃滋阴、清利湿热、培土抑木等为法，且善用经方，临证中小建中汤、泻心汤、理中汤的使用已臻化境。

晋师治疗心脑血管疾病，尤其是风心病、扩心病、心衰等危重症疗效显著，在治疗心系疾病时，非常重视阳气（心阳、脾阳、肾阳），又常常顾护阴液，对于现代医家常用的活血化瘀之法，他建议使用时应注意辨证，切勿单纯大剂量地使用活血化瘀药。对扩心病、慢性心衰患者常用自拟方二仙参附强心汤、二仙芪苓汤加减，每收满意疗效。书中心系疾病医案详细记载了晋师治疗心系病的始末。

晋师治疗肝胆疾病，以气血疏通、条达为要。疏通气血时，或用清法以清热解毒、泻火凉血，或用通法以通腑利胆、逐瘀利水，或用消法以消痰、消食、消结、消瘀。

晋师对肺系疾病、脾胃系疾病、肾系疾病、气血津液病、肢体经络疾病等内科杂病的治疗亦有其独到的经验与特色。

本书为晋师近四十年治学、临证、授徒生涯的经验荟萃，以供同道借鉴学习，如有不妥之处，尚祈方家斧正。

肺系疾病

肺系病证是指在外感或内伤等因素影响下，造成肺脏功能失调和发生病理变化的一类病证，临床常见的有咳嗽、哮病、喘病、肺胀、肺痈等。晋师治疗肺系疾病有其独到的经验及见解。

1. 治肺宜宣降

肺主气，司呼吸，开窍于鼻，外合皮毛，肺为娇脏，不耐寒热，故感受外邪，首先犯肺，所以肺病多以气机升降失常的证候为主。晋师认为，任何有关肺脏的疾病，不疏散表邪，不宣散肺郁皆不能取得良好的疗效。肺系疾病初起有表必疏表，佐肃降药。

2. 注重固护肺阴

肺病易伤阴。肺为娇脏，其性清虚而喜濡（煦）润，不耐寒热，易受内外之邪侵袭为病。外感温热之邪多易伤肺阴，或过用温燥药而阴伤。故肺之虚证多以阴虚为主。人体阴液是互相补充和滋润的，肺阴虚不兼肝肾阴虚者亦少，治疗时常兼补肝肾之阴。要保阴、养阴，补肺用药宜轻柔濡润，不宜辛香燥热。

3. 补真气

肺属金，肾属水，肺金与肾水为母子关系，生理、病理均相互影响，治疗时则肺肾同治，故有"肺肾同源"之说。晋师强调治疗肺系疾病，特别是久病及年老者，更应注重补肾。

4. 重视脾胃

"脾为生痰之源，肺为贮痰之器"，痰湿犯肺者，多因脾失健运，水谷不能化为精微上输以养肺，反而聚为痰浊，上贮于肺，肺气壅塞，上逆为咳。若病久，肺脾两虚，气不化津，则痰浊更易滋生。故晋师喜用"培土生金"之法，补气健脾，燥湿化痰。

5. 肺病用药宜轻

"治上焦如羽"，晋师认为，清肺热以甘寒微辛为好，苦寒清肺热用之宜少，用量宜轻，以免苦寒药伤及正气，反而出现气陷、气短的症状。

6. 注重情志影响

肝气太过，反侮肺脏，常表现为胸胁胀痛、咽干、口苦，症状随情绪波动而增减，这时要注意疏肝。

7. 首辨虚实

如哮喘、肺胀等发作期以治标为主，祛除痰、饮、水、湿等邪实。晋师认为，痰、饮、水、湿，同类异形，非温不化，治疗常以小青龙汤温肺散寒化饮为主；清肺用于肺之热病，本"热者寒之"之旨，肺中痰热则以仲景方加减、泻白散加味；肺中水湿则以葶苈大枣泻肺汤加减，此祛邪即所以安正之法也；稳定期则以补肺、健脾、益肾等治本之法为主。

晋师指出肺病久病迁延，阴伤及阳的基础上易转化为虚寒证，表现为肺气虚冷、咳吐浊唾涎沫，治当温肺益气，辛甘助阳，用甘草干姜汤之类。这类病变涉及肺纤维化、肺不张等，虽较少见仍不可忽视。在肺病的预防调摄方面，晋师常嘱患者调畅情志，少食生冷甜腻之品，注意预防感冒，少熬夜，少吸烟，多去植被丰富空气好的地方。慢性肺病肺功能差的患者可配备家用吸氧机定时氧疗以改善肺缺氧状况。

● 感冒

陈某，女，27 岁，重庆本地人。2013 年 5 月 18 日初诊。

因"发热、咳嗽、咽痛 3 天"就诊。患者诉 3 天前出现发热、咳嗽、咽痛，外院辅助检查：血常规示白细胞计数 $13.2 \times 10^9/L$，中性粒细胞百分比 78%，胸片正常，诊断为"急性上呼吸道感染"。刻下症：发热，咳嗽，咽喉痛，怕冷，出汗，精神差，小便黄，大便干。舌红，苔白，脉浮数。查体：体温 39.5℃，扁桃体Ⅱ度肿大。

诊断：感冒。

辨证：风寒犯表，营卫不调。

治法：辛温解表，调和营卫。

方药：荆防败毒散合桂枝汤、葱豉汤加减。

处方：荆芥 9g，防风 9g，茯苓 12g，川芎 9g，羌活 9g，独活 9g，柴胡 9g，前胡 9g，枳壳 9g，桔梗 6g，桂枝 9g，白芍 15g，大枣 15g，炙甘草 4g，仙鹤草 24g，金银花 9g，连翘 9g，淡豆豉 12g，葱白 2 根。

共 2 剂，水煎服，两日 1 剂，温服，覆被，取微汗出。嘱避风邪。

2013 年 5 月 25 日二诊：患者诉服药后当晚热退身凉，精神好转，咽痛、出汗、怕冷缓解，大便通畅。稍咳痰，小便不黄，舌淡红，苔微腻，脉和缓。表邪已去，继以前方加减善后。前方去川芎、仙鹤草、金银花、连翘、淡豆豉、葱白，加白术 12g、杏仁 12g、浙贝母 4g、牡蛎 15g。继服 2 剂。

按语

本案患者以发热、怕冷、咳嗽、咽痛、小便黄、大便干为主要表现，怕冷、苔白为风寒犯表的体现，发热、咽痛、小便黄、大便干、脉浮数为寒邪郁而化热之征，故以荆防败毒散合桂枝汤、葱豉汤散寒解表，加金银花、连翘清热解毒、疏散风热。荆防败毒散为晋师治疗风寒感冒的常用方剂，以畏寒、头痛身痛、苔白为辨证要点，该方特别适宜于川渝地区多湿的气候特点。桂枝汤可调和营卫，凡患者有怕冷表现，无论有汗无汗皆可用之。淡豆豉为晋师治疗外感发热常用的一味中药，既疏散风热，又宣散郁热，性温。豆豉又是一种食物，体现了晋师既兼顾药效，又注意顾护患者脾胃的用药原则。一诊表邪去，热退身凉神安而病情大减。二诊以前方去金银花、连翘、川芎、淡豆豉、葱白等疏风清热之品，加浙贝母、牡蛎、杏仁等化痰善后调理。晋师治疗热病总的原则是"宣降平衡，透邪外出"，本案重在疏散表邪、调和营卫，使邪有出路，邪去正安。晋师治疗感冒用药多寒温并用，以温为主，因他认为感冒多为寒热伤肺，以寒为主。

案二　　　　　　　门诊病历

周某，男，45岁，工人。2021年2月18日初诊。

因"发热伴咽痛两天"就诊。患者述两天前受凉后出现发热，头项强痛，咽痛，遂到诊所就诊，口服"复方氨酚烷胺片""连花清瘟颗粒"后，症状无缓解，新型冠状病毒核酸检测阴性。查体：体温39.5℃，咽部充血、红肿，扁桃体Ⅱ度肿大。刻下症：发热，头项强痛，身痛，恶寒，无汗，口干喜饮，咽痛。舌淡红，苔黄，脉浮数。

诊断：感冒。

辨证：风寒闭阻太阳经脉，寒闭肺胃。

治法：发汗解表，升津舒经，清热利咽。

方药：葛根汤合银翘马勃散加减。

处方：葛根15g，麻黄6g，桂枝9g，白芍12g，炙甘草6g，大枣15g，石膏30g，桔梗6g，金银花12g，连翘12g，射干9g，马勃9g，僵蚕3g，牛蒡子9g，生姜2片。

共2剂，水煎服，每日1剂。

2021年2月20日二诊：述服1剂后，汗出，热退，体温降至36.8℃，服完2剂后，头项强痛、身痛消除。现仍口干，咽痛，咽部充血减轻，扁桃体Ⅰ度肿大，舌淡红、苔黄、脉浮。患者外寒已解，经脉舒利，但肺胃之热尚未清解，治以疏风清热，利咽消肿。前方去葛根汤，加薄荷6g，继服3剂。服完后症状全消。

按语

患者受凉后，出现发热、头项强痛、身痛、恶寒、无汗，此为寒凝太阳经脉之象。口干喜饮、咽部红肿疼痛、扁桃体肿大乃里热证之表现。葛根汤为风寒束表，太阳经输不利的常用方剂，晋师认为该方也体现了"保胃气存津液"的治则：方中葛根善于解肌治疗项背僵痛，又有生津之功；葛根汤中又有桂枝汤的组成，桂枝汤既是解表剂也是补益剂，可调补脾胃。石膏性甘、寒，对气分热盛的患者用之效佳，晋师认为，石膏清热而不伤津，而发热易耗伤津液，如用黄芩、黄连等药物，苦寒燥湿易进一步加重津液的耗损，故不宜选用；其次发热患者石膏用量宜重，30～50g皆可。银翘马勃散原用法中需用"鲜苇根"汤煎，临床中可直接加用芦根。"以管治管"是晋师取相比类的一种治法，芦根中空，咽喉也可看作身体的一个"管道"，故在临床上治疗咽喉局部的肿痛不适时可选择芦根、白茅根这类药物。诸药合用使外寒得解，里热得清。

● 寒湿疫

门诊病历

刘某，女，16岁，学生，重庆本地人。2022年12月14日初诊。

因"发热、咳嗽3天"就诊，新型冠状病毒核酸检测阳性，胸部X线检查无异常。在某诊所输液、口服退热药（用药不详）未见好转。刻下症：恶寒，发热，体温40℃，无汗，咳嗽，身痛，咽喉轻微疼痛，口干口苦。

舌淡红，苔薄白腻，脉紧数。查体：咽喉部轻微充血，扁桃体无肿大。

诊断：寒湿疫。

辨证：寒湿疫之气，三阳受病，郁而发热。

治法：发汗解表，除湿止痛，清少阳阳明郁热。

方药：麻黄加术汤合小柴胡汤加石膏。

处方：麻黄 12g，桂枝 10g，杏仁 10g，苍术 10g，柴胡 24g，黄芩 10g，法半夏 10g，党参 10g，桔梗 10g，石膏 20g，连翘 10g，生姜 10g，甘草 6g。

共 1 剂，水煎服，覆被，取微汗出。嘱避风邪。

2022 年 12 月 17 日二诊：服药两次后，当晚出汗，热退，体温降至 36.8℃，身痛、项强、咳嗽减轻，口干、口苦减轻，咽痛消除，舌淡红，苔薄黄，脉浮。治法同前，减麻黄剂量至 8g，其余药物与前同量。3 剂，服法同前。服完后症状全消。

按语

患者感染新型冠状病毒疫疠之气，又感受 12 月阴冷寒湿之气，三阳经受邪。太阳经受邪，营卫闭塞，故出现恶寒、发热、无汗、身痛等症状，表邪郁闭，闭则肺气不利，故咳嗽；少阳阳明受邪，故见口干口苦。方中麻黄加术汤发汗解表，除湿止痛，汗出表开；原方中用白术健脾生津，晋师在治疗外感病湿邪较重、舌苔白腻者，常以苍术易白术，因苍术辛散，长于祛湿、燥湿，"白术守而不走，苍术走而不守"。小柴胡汤加石膏清少阳阳明郁热，热势宣散，服后汗出，减麻黄用量，再服 3 剂巩固疗效。

● 湿温病

钟某，男，50 岁，农民。2006 年 4 月 24 日初诊。

因"头晕、头痛伴身痛半月"就诊。患者诉半月前插秧淋雨后，出现头晕、头痛，身痛，困倦。在当地卫生院经"肌注安痛定针，口服感冒灵，静滴利巴韦林、头孢唑林钠"治疗半月，症状无明显改善。刻下症：头晕、头重、头痛，身体困重，身热不扬，胸脘痞闷，口干不欲饮。舌质淡红，苔白厚腻，脉濡。

诊断：湿温病。

辨证：湿阻气分证。

治法：宣畅气机，解表除湿。

方药：三仁汤加减。

处方：杏仁 12g，白豆蔻 6g(后下)，薏苡仁 30g，通草 30g，竹叶 10g，滑石 30g，法半夏 12g，厚朴 12g，苍术 12g，白芷 10g，藿香 15g，葛根 15g，川芎 10g，西瓜皮 2 瓣，大豆黄卷 30g。

共 2 剂，水煎服，每日 1 剂。

2006 年 4 月 26 日二诊：患者诉头晕、身热不扬、头痛症状解除，身重减轻。舌质淡，苔白腻，脉濡。前方去葛根、白芷、川芎。服用 3 剂后症状消除。

按语

患者淋雨后，湿邪困表，出现头晕、头重、头痛，故用白芷、藿香、葛根、川芎除头部湿邪，湿在体表则身重、身热不扬，故用苍术、藿香除体表之湿，兼可健胃和中；通草、竹叶、滑石、西瓜皮、大豆黄卷甘寒淡渗，利湿清热；法半夏、厚朴行气化湿，散结除满；杏仁、白豆蔻、薏苡仁宣上、畅中、渗下，三焦分消，气畅湿行，湿除热清，诸症自除。晋师认为湿温病的辨证要点在于湿邪重浊黏腻的特点，湿邪上犯则头晕、有昏闷感，中焦表现为不思饮食，口干而不欲饮，下则小便黄，故常选用三仁汤给湿邪以出路。此方中西瓜皮和大豆黄卷为治疗湿温病的特色用药，其中大豆黄卷可除湿解表，西瓜皮利水渗湿而不伤阴。

● 咳嗽

案一　　　　　　　　　　门诊病历

谈某，男，51 岁，商人，重庆本地人。2021 年 11 月 23 日初诊。

因"咳嗽 1 月余"就诊。患者诉 1 月前出现咳嗽，到某医院行胸部 CT 增强扫描显示：前纵隔区结节状软组织密度影，增强未见确切强化，考虑良性病灶；左肺下叶点状结节影，左肺上叶点状钙化灶；纵隔内多发淋巴结，心包少许积液，左冠状动脉走行区钙化；左侧胸膜轻度增厚；扫及肝右叶小囊性占位。父亲、堂哥有癌症病史。刻下症：咳嗽，头晕，头胀，头鸣，焦虑，纳寐差，二便可。舌淡红，苔腻，脉弦滑。既往有糖尿病、颈椎病病史。

诊断：咳嗽。

辨证：胆郁痰扰证。

治法：疏肝和胃，理气化痰。

方药：温胆汤加减。

处方：山药 45g，薏苡仁 24g，半夏 12g，陈皮 12g，茯苓 12g，炙甘草 3g，枳实 9g，竹茹 12g，仙鹤草 24g，浙贝母 5g，芦根 12g，黄芪 30g，黄精 18g，牡蛎 18g，海螵蛸 15g。

共 28 剂，水煎服，每日 1 剂，分 3 次温服。

2021 年 12 月 28 日二诊：患者诉咳嗽减轻，仍头鸣、头昏脑胀，胸闷气紧。舌淡红，苔白腻，脉弦滑。复查胸部 CT 示前纵隔升主动脉左前方占位。前方加麦芽 12g、白花蛇舌草 24g。继服 28 剂。

2022 年 1 月 25 日三诊：患者诉血糖正常，头鸣消失，夜尿频，3 ~ 4 次 / 晚，大便可。舌淡红，苔白腻，脉滑。前方去黄精、麦芽、白花蛇舌草、黄芪、海螵蛸，加远志 9g、白芥子 4g。继服 28 剂。

按语

本案患者主要表现为咳嗽、头晕、头胀，纳寐差、舌苔白腻、脉弦滑为痰湿之表现，晋师治疗肺部疾病，辨证为痰湿时，常选用温胆汤加味。在此基础上若痰湿较重，常配伍山药、薏苡仁健脾除湿。现代研究显示山药含有丰富的抗性淀粉，能防止普通淀粉水解，降低其在消化道中的水解速度，从而降低餐后血糖的升高，故晋师对糖尿病患者常用之，用量常为 30 ~ 45g。若有结节或肿瘤，常配伍浙贝母、牡蛎、海螵蛸等化痰散结。临床中晋师化痰多用浙贝母而少用川贝母，一则从经济角度考虑，为患者节省治疗费用，二则言浙贝母偏润，兼有散结之功，故对于一些性质不明的结节、包块，晋师常在处方中加入浙贝母与白芥子，寒温并用。牡蛎、海螵蛸取其"咸能软坚"之效。若患者有化热之征象，则用黄连温胆汤或柴芩温胆汤治疗。

案二　　　　门诊病历

余某，女，64 岁。2022 年 4 月 28 日初诊。

因"反复咳嗽 1 月余"就诊。患者诉 1 月前出现反复咳嗽，自服西药（具体不详）后症状无改善。刻下症：咳嗽，咳痰，痰黄，伴失眠，凌晨 12 点左右大便 1 次。舌质红，苔黄腻，脉微滑数。

诊断：咳嗽。

辨证：痰热壅肺，气机不畅。

治法：清胆和胃，化痰降火。

方药：柴芩温胆汤加减。

处方：柴胡 9g，黄芩 4g，制半夏 12g，陈皮 12g，茯苓 12g，炙甘草 4g，枳壳 9g，竹茹 12g，仙鹤草 24g，百部 15g，枇杷叶 15g，百合 30g，酸枣仁 12g，延胡索 9g，远志 9g，生姜 2 片。

共 14 剂，水煎服，每日 1 剂。

2022 年 5 月 12 日二诊：患者诉半夜未再大便，胸闷咳嗽缓解，仍咳黄痰，夜间睡眠欠佳，汗出。舌尖红，苔黄腻，脉微滑数。患者痰热明显，治以清热化痰为主，方选芩连温胆汤加减。

处方：黄芩 3g，黄连 3g，制半夏 12g，陈皮 12g，茯苓 12g，炙甘草 4g，枳壳 9g，竹茹 12g，炙远志 9g，百合 24g，生牡蛎 18g，白芥子 3g，酸枣仁 12g，延胡索 9g，丹参 12g，桔梗 4g，生姜 2 片。

共 14 剂，水煎服，每日 1 剂。

按语

柴芩温胆汤是小柴胡汤与温胆汤的合方。《伤寒论》记载"伤寒五六日，中风，往来寒热，胸胁苦满……或咳者，小柴胡汤主之"，说明小柴胡汤可以通过疏利三焦气机而治疗咳嗽。晋师在治疗肺系疾病辨证为痰浊壅肺时最重视调理气机，正如《丹溪心法》所言："善治痰者，不治痰而先治气，气顺则一身之津液亦随气而顺矣。"患者凌晨 12 点左右大便，此时为胆经所主，肝胆互为表里，胆经当令之时不能入睡则影响肝胆的生发之气。"肝生于左，肺藏于右"，肝主疏泄，以升为常；肺主宣肃，以降为顺，左升右降关乎人体气机的升降运动，升降失常则表现为咳嗽。肝失疏泄，气郁生痰，痰浊内扰则心烦不眠；胆胃不和则呕吐痰涎或胸闷。如《医学三字经·咳嗽》云"咳嗽不止于肺，而亦不离乎肺也"。

二诊时患者咳嗽缓解，仍痰黄，睡眠欠佳，故用温胆汤加黄芩、黄连，为芩连温胆汤，即《医宗金鉴·中风门》中的清热化痰汤，主治气郁化火，痰热扰心而热势明显者。温胆汤乃痰证杂病第一方，晋师在临床中常灵活运用之，有数种加减变化，唯医者知机而善用，变化无穷，方为良医。

彭某，男，75 岁，重庆本地人。2022 年 12 月 20 日初诊。

因"咳嗽、咳痰伴咽痛 3 天"就诊。患者诉 3 天前出现咳嗽、咳痰、咽痛，新型冠状病毒核酸检测阳性，肺部 DR 示左肺部中叶轻微感染。在某诊所输液（用药不详）治疗，效果不佳。查体：左胸听诊呼吸音粗糙，无湿啰音、哮鸣音，咽喉部红肿。扁桃体Ⅱ度肿大。刻下症：咳嗽，咳黄痰，咽喉疼痛，口干，鼻塞，流黄涕，左胸胀痛，无恶寒发热，小便黄，大便不干。舌红，苔黄，脉滑。

诊断：咳嗽。

辨证：热毒犯肺，肺热壅盛，痰热阻肺。

治法：宣肺泄热，清热利咽，止咳化痰。

方药：麻杏石甘汤合苇茎汤、银翘马勃散加减。

处方：麻黄 9g，杏仁 9g，石膏 30g，苇茎 15g，桃仁 9g，冬瓜子 30g，薏苡仁 30g，桔梗 6g，全瓜蒌 15g，葶苈子 12g，大枣 12g，金银花 12g，连翘 12g，射干 9g，马勃 9g，僵蚕 4g，牛蒡子 9g，败酱草 30g，甘草 6g。

共 3 剂，水煎服，每日 1 剂。

2022 年 12 月 23 日二诊：咳嗽、左胸胀痛、痰黄减轻，咽喉疼痛、鼻塞、黄涕症状消除，口干，小便黄，舌红，苔黄，脉滑。前方去金银花、连翘、射干、马勃、僵蚕、牛蒡子。继服 3 剂。

2022 年 12 月 27 日三诊：咳嗽、痰黄进一步减轻，左胸胀痛消除，口干，小便黄，舌红，苔黄，脉滑。治以清热化痰，泻肺止咳，予苇茎汤加减。

处方：苇茎 30g，桃仁 9g，冬瓜子 15g，薏苡仁 30g，桔梗 6g，杏仁 9g，败酱草 30g，前胡 12g，甘草 6g。此方服 10 余剂后症状全消。

　　患者新型冠状病毒感染后，出现咳嗽、鼻塞、流黄涕等热邪犯肺的表现。初期，热毒犯肺，肺热壅盛，痰热阻肺，通过宣肺泄热、清热利咽、止咳化痰，先消除热毒、肺热，防火热之邪伤肺化脓，后期通过宣肺泄热、止咳化痰消除症状而愈。

案四 　　门诊病历

　　马某，男，53岁，干部，重庆人。2006年4月6日初诊。

　　因"咳嗽反复发作4年，加重3天"就诊。患者近4年以来，冬季及气候变化时，易出现咳嗽、气促、痰多、胸闷，活动后加剧，曾于外院诊治，诊断为"慢性支气管炎，阻塞性肺气肿，肺部感染"，经"抗菌、解痉、平喘及激素"等治疗后，症状有所缓解。3天前受凉后，出现咳嗽、咳痰，痰多质稀，呈泡沫状白痰，伴胸闷，心悸，气促，纳谷不香。舌淡，苔白腻，脉浮。肺部胸片示"慢性支气管炎、肺气肿伴右肺中部阴影"，血常规检查白细胞计数为 $11 \times 10^9/L$，中性粒细胞百分比为78%。

　　诊断：肺胀。

　　辨证：外感风寒，痰饮阻肺。

　　治法：宣肺解表，温化痰饮。

　　方药：小青龙汤加减。

　　处方：麻黄9g，桂枝9g，白芍12g，法半夏12g，五味子9g，干姜9g，细辛6g，紫苏子9g，莱菔子9g，炙甘草6g。

　　共3剂，水煎服，每日1剂。

　　2006年4月10日二诊：咳喘大减，泡沫痰减少。舌淡，苔薄白腻，脉弦。守方继服4剂。

　　2006年4月14日三诊：咳喘基本消除，泡沫痰已无，唯背部听诊可闻及细湿啰音，纳谷变香。舌淡，苔腻减少，脉弱。以健脾补肾，降肺化痰巩固疗效，方以六君子汤合都气丸、生麦散加减。

处方：党参 15g，白术 15g，茯苓 15g，陈皮 12g，法半夏 12g，麦冬 12g，五味子 9g，熟地黄 24g，山药 18g，山茱萸 15g，炙甘草 6g。

共 20 剂，水煎服，每日 1 剂。

后随访，服完药后，症状全消而愈。

按语

本案患者内有宿饮，外感风寒，寒动其饮。《伤寒论》记载："伤寒表不解，心下有水气，干呕，发热而咳，或渴，或噎，或小便不利，少腹满，或喘者，小青龙汤主之。"恰合本案病机，晋师认为小青龙汤乃化痰饮之良方，痰饮乃气化失司，水液代谢障碍所形成的病理产物，为有形之阴邪，故以温药和之。如外寒郁而化热，仍可按照疏表化饮的方法，表证一解，痰饮一化，则热自可除。患者三诊时咳喘基本消除，"缓者治其本"，故以六君子汤补益肺脾，"久病及肾"，患者年过五旬，故加以都气丸补肾纳气，生脉散顾护阴液。

案五 门诊病历

李某，男，60 岁，农民。2006 年 6 月 30 日初诊。

因"咳嗽，咳痰 1 周"就诊。患者 1 周前出现咳嗽、咳痰，遂到当地卫生院就诊，予"头孢噻肟钠、鱼腥草针"静脉输液治疗，无明显疗效。刻下症：咳嗽，咳痰，胸闷，痰多，色白，易咳。舌质淡红，苔白厚腻，脉濡。

诊断：咳嗽。

辨证：痰湿阻肺，宣降不利。

治法：除湿化痰，宣畅气机。

方药：三仁汤加减。

处方：杏仁 12g，白豆蔻 6g(后下)，薏苡仁 30g，通草 3g，竹叶

12g，滑石 30g，法半夏 12g，厚朴 12g，桔梗 9g，芦根 30g，鱼腥草 30g，生甘草 3g。

共 3 剂，水煎服，每日 1 剂。

2006 年 7 月 3 日二诊：咳嗽减轻，痰少，胸闷好转。舌质淡红，苔白腻，脉濡。前方加瓜蒌 15g。继服 3 剂后症状全消。

按语

患者发病于夏至节气，气温高、湿度大，故易感暑湿之邪。湿温初期，邪留气分，湿盛热轻，晋师对湿温的治疗以分利湿热，使湿去热孤为原则，此乃吴鞠通所谓"徒清热则湿不退，徒祛湿则热愈炽"。患者咳嗽、咳痰、胸闷，病位在上焦，治以宣肺化湿为主，故用三仁汤宣畅气机，清利湿热，配伍桔梗宣肺利咽、祛痰排脓。芦根善治肺热咳嗽，晋师认为对于位置较深（肺部）的咳痰，芦根疗效明显，且能清热利尿，可使湿热邪气从小便而出。鱼腥草又名折耳根，作为一种食物，深受川渝地区人民的喜爱。它具有良好的清热解毒的作用，为治疗肺痈的要药，又有利尿作用，故对于各种原因引起的肺部感染，晋师常喜用之。

案六　　　　　　门诊病历

官某，女，59 岁。2022 年 7 月初诊。

因"咳嗽、喘息、乏力 10 余天"就诊。患者诉 10 余天前受凉后出现咳嗽，活动后喘息、乏力，初起伴发热，恶寒，口苦，自服退热药物及中成药（具体不详）后发热缓解，仍反复咳嗽，活动后喘息、乏力加重。刻下症：咳嗽，活动后喘息、乏力，恶寒，手足心热，夜间汗出，口苦、口干、口涩，食欲欠佳，大小便基本正常。舌淡红、少苔，脉细。

诊断：咳嗽。

辨证：气虚外感，肺气失宣。

治法：益气固表，降气止咳。

方药：玉屏风散合小柴胡汤、桂枝汤加减。

处方：黄芪 15g，炒白术 12g，防风 3g，龙骨 18g，牡蛎 18g，山茱萸 15g，柴胡 9g，半夏 12g，北沙参 24g，炙甘草 9g，黄芩 3g，大枣 12g，浮小麦 30g，酸枣仁 18g，百合 30g，黄精 15g，白芍 15g，桂枝 9g。

共 7 剂，水煎服，每日 1 剂。

1 周后电话随访，患者症状较前明显改善。

按语

患者为老年女性，外受风寒，肺主皮毛，肺受风寒，肺气受束，气机不畅故见咳嗽、恶寒；气虚不固，故见汗出；汗多耗伤肺阴，故见口干、气喘，治疗上予玉屏风散益气固表，小柴胡汤调畅气机，桂枝汤调和营卫，浮小麦、龙骨、牡蛎、山茱萸收涩止汗，酸枣仁、百合、黄精益气养阴，共奏扶正祛邪之功。

晋师认为外感疾病临床很少见到单纯的桂枝汤证或麻黄汤证，因现代治疗外感疾病手段多，方法简便，患者来寻求中医治疗时已往往自行服用西药或中成药，治疗无效才会来医院就诊。这时疾病已不是单纯表证，往往已达"坏病"阶段。同理，外感咳嗽也一样，患者往往前期已服用大量清热镇咳的药物，肺主宣发肃降，气机条畅是关键，单纯的清和镇反而易阻碍气机而导致咳嗽反复。因此在治疗咳嗽上，无论外感内伤，晋师尤为强调气机的升降，多用升降散、宣降散、小柴胡汤等调畅气机，多配伍桔梗、枳壳、升麻调畅肺气。素体气虚患者予玉屏风散、生脉饮、二仙汤等益气养阴固表。若来就诊时表证仍明显者，予桂枝汤、麻黄汤、葛根汤等疏散外邪，佐以前胡、白前、枇杷叶等降气止咳；痰多者予桑白皮、竹茹、半夏等化痰止咳；久咳者佐以诃子、白果、五味子补肺。

曹某，男，56岁，小学教师。2013年7月12日初诊。

因"咳嗽咳痰、胸痛半月"就诊。患者1月前因单位组织体检发现肺部多发磨玻璃状结节，最大7mm×5mm。遂在市内某三甲医院医生建议下行手术治疗（右肺最大磨玻璃结节），病理报告排除肺部恶性肿瘤，但癌胚抗原CEA升高，为9.7μg/L。术后两周仍诉咳嗽、咳少量黄色黏痰，偶尔有阵发性胸痛。抗感染治疗1周后症状无明显缓解。患者平时体健，喜食生冷，吸烟，喜饮啤酒。刻下症：咳嗽、咳少量黄色黏痰，伴有胸闷气短、喘息、乏力，偶尔阵发性胸痛。无表证，纳尚可，睡眠差，有噩梦。大便稀溏，夜尿频。舌暗、苔白厚腻，舌下瘀紫，脉沉滑。

诊断：咳嗽。

辨证：痰浊凝结。

治法：化痰散结，清肃肺气。

方药：温胆汤合瓜蒌薤白半夏汤加减。

处方：制半夏18g，茯苓15g，陈皮12g，炙甘草9g，枳壳12g，竹茹12g，杏仁12g，浙贝母12g，鱼腥草30g，瓜蒌皮15g，薤白6g，桔梗6g，薏苡仁24g，芦根30g，地龙6g，淫羊藿18g，生姜5片。

共14剂，水煎服，每日1剂，早中晚温服，忌食生冷寒凉及油腻食物。

2013年7月30日二诊：患者诉诸症改善，未诉胸痛、做噩梦，顿感轻松。舌质暗、苔白腻，舌下瘀紫减轻，脉沉稍滑。以干姜12g易生姜以"温药和之"，再进14剂以防清肃有余，温化不足。

2013年8月16日三诊：患者诉偶失眠，情绪不高，大便稀溏。未诉其他不适，舌淡红苔白根微腻，舌下瘀紫消失，脉沉弦。考虑患者痰浊之标实渐消，本虚之象显露，肝脾不和，当以扶正为主，故以柴芍六君子汤合百合贝母茯苓桔梗汤加减调理。

处方：柴胡 9g，白芍 15g，半夏 12g，茯苓 12g，陈皮 12g，炙甘草 6g，党参 24g，炒白术 15g，百合 24g，桔梗 6g，浙贝母 9g，郁金 6g，香附 4g，黄芪 18g，防风 3g，干姜 5g。

3月后复查，对比术前胸部 CT，双肺多发结节消散，可见右肺 2mm×3mm 结节，癌胚抗原 CEA 降至 4.7ug/L。

按语

此案为肺脏结节病，其位在肺，病性属阴。外因多为六淫，内因为五脏失调，木火刑金、土不生金、水不润金共同导致肺失肃降，不能通调水道，痰饮停肺，蕴郁瘀结而成。晋师遵循"病痰饮者，当以温药和之"。痰饮水湿，异形同类，同为阴邪，遇寒而凝，得温则行。但温有讲究，重点在和，不能过度，重在温和、调和，以达到温通阳气，行水化饮，祛除痰湿。晋师常用"木耳理论"解释肺结节、肺癌乃至其他肿瘤的形成，均因内环境长期处于类似于木耳生长之潮湿、氤氲之地，久聚而成。"阳化气，阴成形"，故治疗肺结节类似疾病，常以温胆汤为基础方加减，以恢复肺之肃降通调水道之生理功能为出发点，温药和之，给邪以出路，使结于肺之水湿痰饮得出，从而改善肺部生态环境。

● 哮病

案一　　　　　　　　　　门诊病历

周某，女，34岁。2012年10月7日初诊。

因"反复发作性喘息、咳嗽 30 年，复发 1 年"就诊。患者诉 30 年前因受凉后出现咳嗽，随后开始出现发作性喘息，每逢春秋必发，且逐年加重，持续 2～3 个月尚不见缓解，怕冷，易感冒，不欲饮水。此次复发，起自去年秋季，迄今时轻时重，曾用过多种西药，包括激素类（具体不详），尚不能控制。刻下症：半夜后哮鸣气急，痰多，偶有咳嗽。舌苔薄白，脉细弦。

诊断：哮病。

辨证：风寒犯肺，水饮内停。

治法：解表通饮。

方药：小青龙汤加减。

处方：生麻黄 5g，桂枝 9g，白芍 12g，生甘草 6g，紫苏子 12g，姜半夏 9g，陈皮 9g，细辛 3g，制附子 5g（先煎），莱菔子 12g，五味子 6g。

共 14 剂，水煎服，每日 1 剂。另嘱患者每剂药中加核桃仁 2 个、梨皮半个。

2012 年 10 月 21 日二诊：患者诉上述症状缓解，咳痰，喉间稍有哮鸣，胸闷气短。前方加生麻黄至 9g。继服 14 剂。

上方服后哮喘基本控制，咳痰亦轻，后嘱患者三月后随访，未见复发，并嘱患者定期到医院行三伏贴、三九贴的治疗。

按语

晋师临床上遇风寒外感引动伏饮的病例，常用温肺化饮法，方取小青龙汤化裁为治，每每效验。亦有一些慢性咳喘者，久病阳气不足，怕冷、肢凉、脉细，常在温肺化饮的基础上再加附子以温阳扶正，散中有补，更增强了前方解表蠲饮的功效。本案哮喘外寒内饮为患，怕冷、脉细则属阳气不足、肺脏虚寒之象，故以小青龙汤配伍附子，一以温肺化饮以祛邪，二以温阳益气以扶正，加用梨皮化痰逐饮。处方立意，既在祛邪以安正气，更重扶阳以祛饮邪。附子与半夏虽是十八反之一，但晋师临床中遇阳虚、寒饮并存时，用此反药常收到意想不到的效果。但初临床者，对反药的运用要慎之又慎。

案二　　　　　　　门诊病历

侯某，男，4 岁，重庆本地人。2006 年 10 月 5 日初诊。

因"反复咳嗽、喘息 6 个月"就诊。家属诉近半年以来，每月感冒后出现咳嗽、喘息，均需住院治疗。刻下症：喘息，咳嗽，喉中痰鸣。舌淡红，苔薄白，脉浮。查体：左肺下叶有哮鸣音。

中医诊断：哮病。

辨证：寒饮郁肺，肺气上逆。

治法：温肺化饮，降逆化痰。

方药：射干麻黄汤加减。

处方：射干 8g，麻黄 3g，杏仁 8g，干姜 3g，细辛 2g，法半夏 8g，紫菀 8g，款冬花 8g，前胡 6g，炙甘草 6g。

共 3 剂，水煎服，每日 1 剂。

2006 年 10 月 8 日二诊：咳嗽，喘息，喉中痰鸣减轻，前方基础上加茯苓 10g。继服 3 剂。

2006 年 10 月 12 日三诊：喘息，喉中痰鸣消除，仍咳嗽，痰白。舌淡，苔白，脉弱。辨证：脾虚湿蕴。治法：健脾除湿，化痰止咳。方药：六君子汤加减。

处方：党参 10g，白术 10g，茯苓 10g，陈皮 8g，姜半夏 6g，桔梗 6g，杏仁 6g，前胡 6g，炙甘草 6g。

共 3 剂，煎服法同前。

2006 年 10 月 16 日四诊：咳嗽消除，予五味异功散加减巩固疗效。

处方：党参 10g，白术 10g，茯苓 10g，陈皮 8g，山药 10g，炙甘草 6g。共 14 剂，煎服法同前。

服 10 余剂后，哮喘未再发作。

按语

《金匮要略》记载："咳而上气，喉中水鸡声，射干麻黄汤主之。"患者哮喘反复发作，是内有宿根，饮邪、受寒、输液等形寒饮冷伤肺，寒动其饮，肺气上逆，搏击于上，用射干麻黄汤加减，温肺化饮，降逆化痰，哮喘、痰鸣消除后，通过培土生金，巩固治疗收功。晋师认为小儿为"稚阴稚阳"之体，用药不可太过温燥，而临床治疗肺病常为宣燥之药，故晋师常配伍润肺之品，如紫菀、款冬花、百合、石斛之类。前案亦为寒饮郁肺之哮病，虽两案证相似，但所用方药略有不同，盖因前案患者为34岁成年人，此案为4岁小儿，故此案用温燥之性不太强的射干麻黄汤而不用小青龙汤。

案三 门诊病历

施某，男，51岁。2023年1月10日初诊。

因"发作性喘息20余年"就诊。患者诉20余年前感冒后出现喘息，活动后加重，反复发作，当地医院诊断为支气管哮喘，经治疗后好转，其后间断用药治疗（具体不详），上述症状在秋冬季节发作频繁。刻下症：神清，精神欠佳，活动后喘息，胸闷，乏力、气短，偶有咳痰，痰黏难咳，口苦，无头痛、头晕，无恶心、呕吐，食欲欠佳，睡眠欠佳，大、小便基本正常。舌红，苔白腻，脉弦细。

诊断：哮病。

辨证：肺脾两虚夹痰瘀。

治法：健脾补肺，化痰通络。

方药：柴芍六君子汤加减。

处方：补骨脂12g，党参12g，茯苓12g，陈皮9g，芦根12g，柴胡9g，炒白术12g，炙甘草4g，浙贝母5g，紫苏9g，赤芍15g，山药18g，制半夏12g，白芥子4g，乌药6g，生姜2片。

共21剂，水煎服，每日1剂。

1个月后复诊：活动后喘息，伴乏力、气短，偶有咳嗽、咳痰，痰黏难咳，痰量减少，口苦，食欲欠佳，睡眠欠佳。舌淡，苔薄白，脉弦细。前方去补骨脂、赤芍，加黄芪24g、白芍12g、五味子6g、细辛5g、诃子9g、地龙6g。继服28剂。

电话回访，症状较前明显改善。

按语

  本病患者因长期患病，已发展至喘证范畴。在上焦者，其吸促，在下焦者，其吸远，此皆难治。《灵枢·邪客》记载"宗气行于胸中，出于喉咙，以贯心脉而行呼吸"，晋师认为喘与宗气相关，同时宗气与肺脾肾相关。喘证患者表现为呼吸急促及呼吸困难，涉及肺脾肾三脏，其发作多由外邪引动所致，其表现为本虚标实，故急则治其标，标实缓解后需兼顾补益肺脾肾三脏，在临床中多采用参脉饮、六君子汤、金水六君煎等固本，白果、五味子、诃子等纳气平喘；久病必兼瘀，采用地龙、赤芍等活血化瘀。

● 肺胀

案一   门诊病历

  黄某，女，78岁，退休教师。2020年1月10日初诊。

  因"反复咳嗽、咳痰20余年，喘息、乏力10余年，复发1周"就诊。患者诉20余年前冬季受凉后出现咳嗽、咳痰，之后常于每年冬季或受凉后复发甚至加重，持续数月，10余年前开始出现喘息、乏力、气紧，1周前外出受凉后再次出现咳嗽，咳白色泡沫痰，心悸，动则喘息、乏力。刻下症：咳嗽，咳痰，痰多为白色泡沫痰，动则喘息、乏力、气紧，纳差，呃逆，小便量少，双下肢肿。舌质淡，苔白滑，脉浮。

  诊断：肺胀。

  辨证：寒邪犯肺，水饮内停。

  治法：温肺散寒，降逆涤痰。

  方药：小青龙汤加减。

  处方：麻黄6g，桂枝9g，补骨脂12g，白芍12g，干姜4g，细辛3g，甘草3g，半夏12g，五味子6g，仙鹤草18g，桔梗6g，白茅根12g，紫苏梗6g，地龙4g，蝉蜕3g，生姜2片。

共 14 剂，水煎服，每日 1 剂，分 3 次温服。

2020 年 2 月 26 日二诊：患者诉咳嗽、咳痰较前缓解，喘息、乏力、气紧等症状明显减轻，仍自觉气短乏力，纳差，排便不畅，失眠。舌质淡，苔白，脉沉细。证属心脾两虚，治以归脾汤加减。

处方：党参 15g，黄芪 18g，当归 9g，炙甘草 4g，茯苓 12g，白术 12g，大枣 12g，龙眼肉 12g，仙鹤草 18g，淫羊藿 24g，菟丝子 12g，补骨脂 12g，百合 18g，山药 18g，黄精 15g。继服 14 剂。

之后数次复诊均以上方为基础加减，患者诉受凉感冒及喘息、乏力发作次数明显减少。

按语

患者年近八旬，五脏皆衰，正气内虚。"脾为生痰之源"，脾虚运化失常故水谷精微停为痰饮；"肺为贮痰之器"，痰浊上犯致肺失宣降出现咳嗽、咳痰。肾藏精，主纳气，肾虚故动则喘息、乏力。肺胀总属本虚标实，一般感邪发作时偏于标实，平时偏于本虚。晋师认为此病急性发作期多为表寒引动内饮所致，以小青龙汤加味治疗，在此基础上加补骨脂温补脾肾，纳气平喘；仙鹤草补肺脾之虚；白茅根利尿消肿止咳；地龙平喘利尿，蝉蜕疏风透表；紫苏梗和胃行气。二诊时患者咳嗽喘息、乏力基本控制后以治本为主，乏力气短、失眠、排便不爽等症状为心脾亏虚之表现，方选归脾汤加减，百合滋阴润燥，山药、黄精既能补脾，又益肺肾之阴；菟丝子能补肾阴肾阳。仙鹤草、淫羊藿（仙灵脾）为晋师常用补虚药对，晋师认为"二仙"中仙鹤草补肺脾，以补脾为主，性平，淫羊藿补肾阳，性味偏温，二药配伍，一补先天，一补后天，故更适宜于年老体虚易动火耗气伤阴之人。

周某，男，67岁，农民。2022年11月14日初诊。

因"咳嗽、痰鸣伴鼻塞1周"就诊。患者诉1周前出现咳嗽、痰鸣伴鼻塞，到当地医院就诊，诊断为"慢性阻塞性肺疾病"，用药不详，无明显疗效。既往有"肺气肿"病史。刻下症：咳嗽，乏力，痰多有泡沫，痰鸣喉痒，口干口苦。舌淡，苔水滑，脉浮。查体：胸廓对称，桶状胸，双肺湿啰音，双下肢无水肿。

诊断：肺胀。

辨证：痰饮犯肺，气机不利，少阳阳明郁热。

治法：宣肺降逆，化饮止咳，清郁热。

方药：厚朴麻黄汤合小柴胡汤加减。

处方：麻黄6g，桂枝9g，白芍12g，五味子6g，干姜6g，细辛4g，法半夏12g，茯苓12g，陈皮12g，葶苈子15g，沙参15g，石膏30g，柴胡12g，黄芩6g，炙甘草6g，厚朴9g，浮小麦30g，炒僵蚕4g。

共3剂，水煎服，每日1剂。

2022年11月18日二诊：患者诉口干口苦、喉痒、鼻塞症状消除，痰减少，痰鸣减轻，仍有咳嗽，咳泡沫痰，疲倦。舌淡，苔水滑，脉弦。双肺湿啰音减轻。辨证：肺气上逆，寒饮内停。治法：宣肺降逆，化饮止咳。方药：小青龙汤加减。

处方：麻黄6g，桂枝9g，白芍12g，五味子6g，干姜6g，细辛4g，法半夏12g，茯苓12g，陈皮12g，葶苈子15g，沙参15g，炙甘草6g，

共6剂，水煎服，每日1剂。

2022年11月25日三诊：患者痰鸣、双肺湿啰音消除，仍疲乏、食不下、微咳嗽、痰白。舌淡，苔白，脉弱。辨证：肺脾气虚，痰湿内停。治法：补肺健脾，化痰止咳。方药：六君子汤加减。

处方：党参 15g，白术 12g，茯苓 12g，陈皮 9g，法半夏 12g，桔梗 6g，杏仁 6g，前胡 9g，炙甘草 6g。

共 6 剂，水煎服，每日 1 剂。

2022 年 12 月 2 日四诊：患者诉疲乏、食不下。舌淡，苔白，脉弱。辨证：肺脾气虚。治法：补肺健脾。方药：四君子汤加减。

处方：党参 15g，白术 12g，茯苓 12g，陈皮 9g，山药 15g，黄芪 15g，炙甘草 6g。

共 6 剂，水煎服，每日 1 剂。

服后疲倦消除，饮食增加，再服前方 15 剂巩固疗效。

按语

患者内有宿疾痰饮，受寒后，寒动其饮，故出现咳嗽、痰多、咳泡沫痰；少阳、阳明郁热，因此口干苦；痰饮夹风，故喉痒。初诊用厚朴麻黄汤合小柴胡汤加减，清少阳阳明郁热、解除表证，复诊用小青龙汤宣肺降逆、化饮止咳，饮除后，用六君子汤加减补肺健脾、化痰止咳，再用四君子汤加减补肺健脾巩固疗效。

案三　　　　　门诊病历

蔡某，女，54 岁，农民。2008 年 9 月 20 日初诊。

因"咳嗽、喘息、疲倦 20 年伴全身水肿 1 月，加重 10 天"就诊。患者诉 10 天前因"慢性支气管炎、肺气肿、肺心病、心衰"在当地医院住院治疗，好转后出院（用药不详），但仍痰多清稀。刻下症：咳嗽，喘息，痰多清稀，痰鸣，精神疲倦，面色暗沉，全身水肿，按之凹陷，夜间不能平卧，肢冷，不欲食，大便溏，小便少。舌淡，苔水滑，脉沉。查体：胸廓对称，桶状胸，双肺可闻及湿啰音。

诊断：肺胀。

辨证：痰饮阻肺，脾肾阳虚，水气凌心。

治法：温补脾肾，宣肺化饮，利水平喘。

方药：真武汤合五苓散、小青龙汤及葶苈大枣汤加减。

处方：制附子 10g（先煎），干姜 10g，白术 15g，茯苓 30g，麻黄 10g，桂枝 10g，细辛 6g，法半夏 12g，五味子 10g，白芍 10g，炙甘草 6g，泽泻 15g，猪苓 15g，生姜 10g，葶苈子 15g，大枣 15g。

共 7 剂，水煎服，每日 1 剂。

2008 年 9 月 28 日二诊：患者诉痰鸣减轻，小便增多，全身水肿缓解，仍咳嗽，咳泡沫痰，喘息，疲倦，肢冷。前方基础上加淫羊藿 15g、仙茅 15g、丹参 15g。继服 7 剂。

2008 年 10 月 5 日三诊：患者诉咳嗽、喘息、疲倦、痰鸣、水肿减轻，精神好转。前方基础上加人参 10g、黄芪 15g。继服 7 剂。

2008 年 10 月 13 日四诊：咳嗽、痰鸣消除，喘息、疲倦、水肿减轻，肢冷好转。

处方：制附子 10g（先煎），干姜 10g，白术 15g，茯苓 30g，桂枝 10g，麦冬 10g，五味子 10g，白芍 10g，炙甘草 6g，泽泻 15g，猪苓 15g，淫羊藿 15g，仙茅 15g，丹参 15g，人参 10g，黄芪 15g。

共 7 剂，水煎服，每日 1 剂，

2008 年 10 月 21 日五诊：肢冷消除，轻微喘、疲倦、水肿。前方去制附子、干姜、麻黄、细辛、法半夏，加麦冬 10g、仙鹤草 10g、山药 30g、桔梗 10g、杏仁 10g。

共 30 剂，水煎服，每日 1 剂，服后随访，症状消除。

按语

晋师指出，本案肺胀为本虚标实，前期以治标为主。他认为痰、饮、水、湿，同类异形，非温不化，故一般都使用温药进行治疗。本案患者首诊水气凌心的症状明显，故用真武汤合五苓散、小青龙汤及葶苈大枣汤加减，重在治标，后期用真武汤合五苓散、苓桂术甘汤、生脉散、二仙汤加减温补心、肺、脾、肾，补偏纠弊，恢复脏腑功能，水精四布，五经并行，以平为期。

● 肺痈

王某，男，67 岁，农民。2016 年 7 月 5 日初诊。

因"反复咳嗽、咳痰、痰中带血 5 年余，加重 4 月"就诊。患者 5 年来反复咳嗽、咳痰，时有痰中带血，曾到当地医院治疗，用药不详。4 月前咳嗽、咳痰加重，咳脓痰、痰中带血，伴发热，左胸胀痛。先后到多家医院就诊，诊断为"左下肺占位；左下肺癌伴阻塞性肺炎"。刻下症：咳嗽，咳脓痰，痰中带血，伴胸胀、胸痛，以左胸下部胀痛最为明显，口干，小便黄，大便正常。舌红，舌体肥大，苔黄腻，脉滑数。查体：神清，精神佳，全身浅表淋巴结未扪及肿大，胸廓对称，气管居中，左下肺呼吸音减弱，左下肺叩诊实音，双肺未闻及干湿啰音，心腹（－），双下肢无水肿。

诊断：肺痈。

辨证：痰热蕴肺，热腐肺络。

治法：清热解毒，化痰排脓。

方药：苇茎汤合小陷胸汤、薏苡附子败酱散加减。

处方：芦根 30g，桃仁 9g，冬瓜子 15g，薏苡仁 30g，桔梗 9g，苦杏仁 9g，黄芩 9g，法半夏 15g，瓜蒌皮 30g，浙贝母 9g，败酱草 30g，漏芦 30g，甘草 6g。

共 5 剂，水煎服，每日 1 剂。

2016 年 7 月 10 日二诊：患者诉咳嗽、咳脓痰、痰中带血、胸胀、胸痛、口干等症状减轻。舌红，舌体肥大，苔黄腻，脉滑数。守方继服 10 剂。

2016 年 7 月 21 日三诊：胸痛、痰中带血症状消除，胸胀、咳黄痰，口干。舌红，舌体肥大，苔薄黄腻，脉滑。治法：清热散结，化痰排脓。前方去败酱草 30g，加猫爪草 30g、夏枯草 30g、生牡蛎 30g，继服 60 剂。复查 CT 显示左下肺部病灶消失。

按语

本案患者经西医检查考虑肺癌，建议到胸外科手术切除治疗，患者前来寻求中医诊治。晋师用中医思维辨证治疗，获得奇效。本案初诊以咳脓痰、痰中带血，伴胸胀、胸痛为主，故辨证为痰热蕴肺，热腐肺络，用苇茎汤合小陷胸汤、薏苡败酱散加减治疗，以清热解毒、化痰排脓。后期加猫爪草、夏枯草、生牡蛎等化痰软坚散结，促使团块消散。

心系疾病

心系病证是指由于情志所伤、禀赋不足、年老体虚、久病失养等，引起心脏功能失常和发生病理变化的一类病证，心系疾病的病理表现主要反映为血脉运行的障碍和情志思维活动的异常。

晋师治疗心系疾病经验丰富，研究生时期师从河南省著名中医心血管专家孙建芝教授，对心血管相关疾病进行了深入研究。晋师对心系疾病有以下认识。

1. 心乃"君主之官"，心的阴阳、气血失调是心脏病变的内在基础，主要表现在血脉和心神两方面。血脉者，寒则血凝胸痛，四肢不温，热则脉流妄行，甚则出血；虚则运行无力，血流不畅；实则痹阻心脉。心神者，寒则心神不足，倦而欲寐；热则躁动不安，甚者狂言乱语；虚则神疲懒言，反应迟钝；实则嬉笑无常，或癫狂。

2. 心系病的辨证应分虚实，不宜一病一方治之。虚证可用温阳、补气、滋阴、养血法；实证则可用清火、涤痰、化饮、祛瘀法。若热陷心包者，当清心开窍。心神不安者，宜养心安神或重镇安神。虚实夹杂者，又需兼顾调治。温阳多用附子、干姜、桂枝、细辛，补气常用参类（党参、沙参、红参）、黄芪、仙鹤草，养阴多用麦冬、生地黄、黄精、玉竹，养血常用当归、熟地黄、丹参、鸡血藤，清火常用黄芩、黄连、知母，化痰常用半夏、薤白、牡蛎、浙贝母，理气常用枳实（枳壳）、陈皮、厚朴；利水消肿常用茯苓、猪苓、泽泻、葶苈子，活血常用丹参、赤芍、桃仁、红花；补肾多用淫羊藿、桑寄生、杜仲。

3. 重视阳气。晋师推崇张介宾所言的"天之大宝，只此一丸红日；人之大宝，只此一息真阳"，临证非常重视阳气，尤其是在治疗心系疾病时，因心为阳中之阳，全身血液必须依赖心中阳气的鼓动，在心系病的急性期或稳定期皆要注意顾护阳气，注意温补心阳，同时要兼助脾阳、肾阳。

4. 注意顾护阴液。心系疾病日久，利尿剂、抗生素、激素等的使用易伤阴液，温阳过多也易伤阴液，故在治疗心系疾病时，温阳的同时也要注意顾护阴液，常用生脉饮益气养阴，守阴而留阳。

5. 对活血化瘀的认识：在心系疾病中，瘀血的形成一则因心阳本虚鼓动无力，再则由于他邪（痰浊）痹阻心脉而使血运不畅。血得气则运，久用活血药则耗气伤气，活血化瘀药还有伤血之虞，大剂量使用还有出血的风险，故活血化瘀药的使用应注意辨证，切勿单纯大剂量地使用活血化瘀药。

6. 心衰的治疗需把握气、血、水三者的密切关系。初为阳气亏虚，继之瘀血停滞，终致水饮内停，而瘀血水饮作为病理性致病因素进一步损伤阳气，从而形成虚实夹杂的恶性循环。心衰病位虽在心，但与肾密切相关，并及肺、脾、肝。随着病情的进一步发展，气虚及阴阳，成气阴两虚之证或心气心阳两虚之候，进而阳虚水湿泛溢肌肤形成真武汤类水肿，水气上凌心肺，可见喘促倚息不得卧、胸闷诸症。

7. 胸痹心痛的病机为"阳微阴弦"，上焦阳微之虚，能造成脉络阴弦之实，而阴弦之实，亦能影响阳微之虚。治疗需着眼于本虚和标实的关系，冠心病发作时以标实为主，应抓住痰、瘀病邪的主要病理变化，化痰、祛瘀为主，温阳益气为辅；"缓则治其本"，缓解期心、脾、肾阳气亏虚为病之本，尤其是心脾之阳亏虚，故治以温阳益气为主，化痰祛瘀为辅，使阳气自能舒展，痰浊、瘀血得去。虫类药在该病的治疗中有祛风通络之功，但需注意用量宜小。

8. 风心病强调从"湿"入手，湿为阴邪，性收敛，阻滞气机，易伤阳气，心阳不足，温化失司，致水湿为患。早期强调对原发病风湿热的治疗，以化湿为主，兼以清热。

9. 对病毒引发的心肌炎应早期辨证，早期治疗。早期辨证使用中药可避免病情进一步恶化及发展，治疗以化痰清热兼益气养阴为主。

10. 心系疾病的发生多与环境因素及现代人的生活方式有关，如风寒湿邪、饮食不节、劳倦伤脾、情志失调等，故在药物治疗的同时还应倡导积极健康的生活方式，如避免熬夜晚睡，少食生冷及肥甘厚味，适度锻炼控制体重等。

● 心悸

案一 　　　　　门诊病历

王某，女，67岁。2012年8月21日初诊。

因"心悸、胸闷7年，加重两年"就诊。患者7年前出现心悸、胸闷、气短，曾在心内科住院，检查提示窦性心律失常，冠脉供血不足。诊断为"冠心病，心律失常"。近两年来心悸胸闷加重，活动后明显，无咳嗽咳痰，服用"速效救心丸"后症状可减轻。刻下症：面色黄，心悸气短，神疲乏力，下肢不肿，夜间时有憋醒，大小便正常。舌淡红，苔白，脉细。

诊断：心悸。

辨证：心阳虚衰，痰瘀互结。

治法：建中益气，温阳化痰，兼用活血。

方药：瓜蒌薤白半夏汤合桂枝汤加减。

处方：桑寄生15g，生黄芪45g，茯苓30g，桂枝12g，白芍15g，大枣15g，炙甘草9g，丹参15g，淫羊藿24g，牛膝12g，瓜蒌皮15g，薤白6g，半夏12g，地龙5g，陈皮3g。

共10剂，水煎服，每日1剂。

2012年9月10日二诊：胸闷、心悸气短较前改善，但仍有活动后心悸、气短不适，治疗有效，前方加用党参24g。继服14剂。

2012年9月24日三诊：患者精神振作，心律齐，偶有早搏，胸闷、气短、乏力症状缓解。心电图大致正常。仍以原方为基础加减善后调理。

按语

本案重在温阳化痰，晋师推崇张仲景论述胸痹"阳微阴弦"的理论，常以瓜蒌薤白剂类方治疗大多数心系疾病，凡辨证为痰饮气虚（或阳虚）均可使用，或加黄芪、仙鹤草益气，或加桂枝汤温通心阳，或加生脉散益气养阴。总之，围绕"阳微阴弦"这个病机，以"温药和之"，重在温阳化痰，兼顾益气养阴。

案二　　　　　门诊病历

廖某，男，22岁，大学生。2020年4月8日初诊。

因"反复心慌、心悸两月"就诊。患者诉两月前出现心慌、心悸，反复发作，伴睡眠差，多梦，神疲乏力，心率128次/分。曾于某医院心内科就诊，诊断为"窦性心动过速"，经西医治疗后（具体不详）症状无明显缓解。刻下症：阵发性心慌、心悸，心率132次/分，眠差，多梦，神疲乏力，平素怕冷，大小便正常。舌质红，苔薄白，脉数。

西医诊断：窦性心动过速。中医诊断：心悸。

辨证：气阴两虚。

治法：益气滋阴，通阳复脉。

方药：炙甘草汤合生脉散加减。

处方：琥珀 3g，炙甘草 15g，阿胶 9g（烊化），麻子仁 30g，桂枝 12g，大枣 15g，党参 15g，麦冬 12g，五味子 6g，生地黄 30g，砂仁 3g（后下），丹参 15g，黄连 9g，桑寄生 30g，生姜 3 片。

共 7 剂，水煎服，每日 1 剂，分 3 次温服。忌食生冷、不易消化的食物。

2020 年 4 月 16 日二诊：患者诉心慌、心悸、神疲乏力等症状明显改善，心率降至 90 次/分，但睡眠仍不佳，稍有口干。舌淡边有齿痕，苔薄白，脉细弱。前方加酸枣仁 15g、柏子仁 15g 以养心安神助眠。继服 14 剂。

2020 年 4 月 30 日三诊：患者诉心慌、心悸未再发作，神疲乏力、多梦等症状明显缓解。舌淡红，苔薄白，脉稍弱。以桂枝汤合六君子汤加减善后。

处方：党参 15g，炒白术 12g，茯苓 12g，桂枝 9g，白芍 15g，大枣 15g，半夏 12g，陈皮 3g，炙甘草 4g，麦冬 12g，五味子 6g，生姜 3 片。

共 14 剂，水煎服，每日 1 剂，分 3 次温服。

3 个月后随访，未再复发。

按语

晋师治心系病注重固护心阳、滋养心阴，认为保得一分阳气，留得一分阴液，便有一分生机。炙甘草汤出自《伤寒论》："伤寒，脉结代，心动悸，炙甘草汤主之。"心为阳中之太阳，故用辛温之桂枝、生姜以益阳化阴，所谓辛可润之是也。炙甘草为君，可建中气、资脉源，又能通经脉、利血气，配伍生地黄、麦冬、阿胶滋阴养血，气血共调，是以心液复，悸动止。生脉散则为益气养阴的基础方。加入黄连，可折心火除烦热，取"黄连阿胶汤"之意，以交通心肾。再配伍少量砂仁，避免阿胶、生地黄滋腻碍胃。

刘某，男，40岁。2022年2月24日初诊。

因"反复心慌、心悸伴气短、乏力1年"就诊。患者诉1年前出现反复心慌、心悸，伴气短、乏力，最慢心率34次/分。曾到某医院心内科就诊，诊断为"持续性房扑、房室传导阻滞、双房增大"，予西医治疗（具体不详）后症状缓解不明显。刻下症：阵发性心慌、心悸，盗汗，胸闷，背胀痛，气短，乏力，纳差，口干。舌红，苔黄，脉结。

诊断：心悸。

治法：滋阴泻火，固表止汗。

方药：当归六黄汤加味。

处方：浙贝母4g，山药30g，琥珀4g，淫羊藿24g，仙鹤草24g，黄柏3g，黄连3g，黄芩3g，陈皮3g，砂仁3g（后下），熟地黄12g，生地黄12g，当归9g，丹参15g，法半夏12g，桑寄生18g，黄芪18g，生姜2片。

共14剂，水煎服，每日1剂。

2022年4月6日二诊：患者盗汗明显缓解，失眠改善，仍心悸，乏力，耳鸣。此乃心气虚弱、阴血不足，当益气滋阴，通阳复脉，以炙甘草汤加减。

处方：琥珀5g，炙甘草15g，桂枝12g，大枣15g，党参15g，阿胶6g（烊化），麦冬12g，麻子仁30g，酸枣仁12g，柏子仁12g，生地黄30g，砂仁3g（后下），黄精15g，桑寄生30g，珍珠母15g，五味子6g，生姜2片。

共14剂，水煎服，每日1剂。

按语

本案患者初诊时虽以心悸为主诉，但晋师却未首选炙甘草汤，究其原因，该患者有盗汗的症状，"汗为心之液""津血同源"，汗出过多易损伤津液，耗散心气，故晋师选用当归六黄汤意在"急者治其标"。

炙甘草汤乃补益剂，脉结代与气血不足有关，与血脉涩滞亦有关，而火麻仁正有滑利血脉之力。五味子能入心将心火入肾，水火相济而宁心止悸，合方中党参、麦冬组成生脉散，配伍少量砂仁，避免阿胶、生地黄滋腻碍胃。酸枣仁、柏子仁味甘，性平，入心经，有养心安神之功效，临床上晋师常将二者相须为用，治疗阴血不足、心神失养的心悸、失眠等。黄精为药食同源类常用中药，也是晋师比较推崇的一味补虚药，其味甘，性平，现代研究显示其有增强免疫、抗疲劳、降血糖、强心等作用。桑寄生性平，味苦、甘，归肝、肾经，有祛风湿、补肝肾、强筋骨等作用。现代大量临床研究表明，桑寄生对于冠心病、心绞痛、心律失常等均有一定疗效，故晋师在治疗心脏疾病尤其是表现为心悸、心律失常的患者，常常配伍使用此药。

案四　　门诊病历

曹某，女，48 岁。2022 年 7 月初诊。

因"反复心悸 1 年余"就诊。患者诉 1 年前无明显诱因出现心悸，未予重视，心悸反复发作。刻下症：心悸间断发作，偶有恐惧，无胸痛、胸闷，无恶心呕吐，无头晕、头痛，自觉乏力、气短，口干，食欲尚可、睡眠差，大小便基本正常。舌淡，苔白，脉沉细。

诊断：心悸。

辨证：阴血不足，阳气虚衰。

治法：温阳补血。

方药：归脾汤合桂枝汤加减。

处方：桂枝 9g，白芍 15g，大枣 15g，炙甘草 9g，党参 15g，炙黄芪 18g，当归 9g，炒白术 12g，茯苓 12g，龙眼肉 12g，延胡索 9g，丹参 12g，淫羊藿 24g，巴戟天 15g，百合 30g，琥珀 3g，酸枣仁 15g。

共 14 剂，水煎服，每日 1 剂。

两周后复诊：患者诉心悸较前明显好转，乏力、气短减轻，仍觉口干，舌淡，苔白，脉弦细。前方去龙眼肉，继服14剂。后随访，诸症明显改善。

按语

本案患者为中年女性，长期思虑过度，劳伤心脾，气血亏虚。心藏神而主血，脾主思而统血，思虑过度，心脾气血暗耗，脾气亏虚则乏力、气短；心血不足则见惊悸、怔忡、不寐；舌质淡，苔薄白，脉沉细均属气血不足之象。上述诸症虽属心脾两虚，却是以脾虚为核心，气血亏虚为基础。脾为营卫气血生化之源，《灵枢·决气》记载"中焦受气取汁，变化而赤，是谓血"，故方中以党参、炙黄芪、炒白术、炙甘草大队甘温之品补脾益气以生血，使气旺而血生；当归、龙眼肉甘温补血养心；酸枣仁、琥珀宁心安神；桂枝汤调和阴阳，阴阳调和则阳可入阴，自然睡眠改善。丹参、百合养血，防虚火上炎；肾为阳气之本，阳气不足，故见恐惧，予巴戟天、淫羊藿温肾填精，若患者常见恐惧，或易做噩梦，晋师常配伍此两味药。全方共奏益气补血、健脾温阳之功。患者经治后症状缓解，继续原方口服，减龙眼肉之滋腻及防心火上炎，患者服14剂后症状大减。

案五　　　　　　　门诊病历

周某，男，6岁，2012年3月26日初诊。

因患病毒性心肌炎两个月后"反复心悸、盗汗、夜间体温下降1个月"就诊。两个月前，患儿因受凉感冒，发热，体温不降、乏力在某三甲医院就诊，确诊为"病毒性心肌炎"，治疗后症状改善。但近1月开始出现反复心悸、盗汗，夜间12点体温开始下降至35.3℃左右。刻下症：心慌心悸、气短，神疲乏力，盗汗，夜间体温下降，畏寒怕冷，睡眠差，纳差，大便干。舌红，苔白厚腻，脉细数。

诊断：心悸。

辨证：气阴两虚，痰浊瘀阻。

治法：益气养阴，化痰通络。

方药：生脉散合温胆汤加减。

处方：黄芪 18g，太子参 15g，麦冬 9g，五味子 4g，丹参 9g，姜半夏 9g，陈皮 6g，茯苓 6g，炙甘草 3g，枳壳 6g，竹茹 9g，蒲公英 15g，大黄 2g，葛根 12g，琥珀 3g，生姜 2 片。

共 14 剂，水煎服，两日 1 剂。

2012 年 4 月 28 日二诊：患儿母亲代诉夜间盗汗、睡眠差、怕冷、便干改善，夜间体温已恢复至 36.0 ~ 36.2℃，仍有心悸、气短乏力症状。舌淡红、苔稍腻，脉沉细。晋师以前方去大黄、蒲公英加仙鹤草 24g、淫羊藿 12g 再进 28 剂，煎服法同前。

2012 年 6 月 15 日三诊：患儿母亲代诉诸症缓解，但活动后仍有心慌心悸、出汗多，夜间体温在 36.4℃左右，二便、饮食、睡眠正常。晋师以前方加桑寄生 15g、山药 18g、山茱萸 12g，再进 28 剂，煎服法同前。以此方为基础加减调理 3 年余，到 2015 年患儿诸症消失，心电图、心肌酶谱、心脏彩超提示均正常。

按语

该患儿以心悸盗汗，夜间体温下降，舌红、苔白厚腻，脉细数为主症。小儿体质"稚阴稚阳"，最易伤阴耗阳。此案患儿反复发热，耗损气阴，出现阴损及阳，阳不化气，痰湿内蕴，瘀滞心脉之阳。初诊晋师以生脉散益气养阴，温胆汤化痰通络，丹参少量补血活血，蒲公英除中焦郁热，葛根升阳除湿，琥珀宁心安神，大黄化瘀通滞。患儿服用 14 剂后症状大减，夜间体温逐渐恢复，大便正常，腻苔大减，仍有活动后心悸、气短乏力，故去蒲公英、大黄，加二仙汤补肺气肾气。三诊时患者夜间体温已正常，仍有动则多汗、心悸心慌，故加山茱萸、桑寄生、山药补肾止汗。晋师认为小儿体质稚阴稚阳，但阳常有余而阴常不足，故治疗小儿疾病注重养阴，特别是心系疾病，尤其注重顾护心阴。

杨某，女，1岁4月。2014年2月24日初诊。

患儿"病毒性心肌炎"1年，因"心率快，多汗，易感冒"就诊。刻下症：心率快，150次/分，出汗多，易感冒。辅助检查：肌酸激酶166U/L，天门冬氨酸氨基转移酶45U/L。舌红苔厚腻，脉细数，指纹气关色紫。

诊断：心悸。

辨证：气阴两虚，痰浊阻络。

治法：益气养阴，化痰通络。

方药：生脉散合温胆汤加减。

处方：太子参6g，麦冬4g，五味子3g，制半夏6g，陈皮6g，茯苓6g，炙甘草2g，枳实6g，竹茹6g，连翘3g，蒲公英9g，女贞子6g，茜草9g，牡蛎12g，生姜1片。

共7剂，两日1剂，少量频服，不论次数，如日常饮水。嘱忌食鸡、鸽子、鹅等大补之品。

2014年3月18日二诊：患儿家长诉心率下降至140次/分，出汗减少。复查肌酸激酶156U/L，天门冬氨酸氨基转移酶40U/L。舌淡红苔稍腻，脉细数，指纹气关色稍紫。辨证同前，前方去连翘，加丹参6g，继续服用7剂，煎服法同前。

2014年4月11日三诊：患儿家长诉心率已下降至130次/分，出汗正常，复查心肌酶谱已经恢复正常，但全身皮肤红疹、瘙痒5天，外用止痒药无效，又惧服用其他西药损伤心肌。大便溏，小便黄。舌淡红苔腻，脉细数，指纹气关色稍紫。

诊断：瘾疹。

辨证：湿热郁滞。

治法：宣畅气机，清利湿热。

方药：三仁汤加减。

处方：杏仁 4g，薏苡仁 12g，白豆蔻 2g（后下），淡竹叶 4g，甘草 2g，厚朴 4g，通草 4g，滑石 12g，制半夏 6g，连翘 4g，浙贝母 3g，蝉蜕 3g，地肤子 6g，白鲜皮 6g，蒲公英 9g，茜草 6g，生姜 1 片。

共 5 剂，煎服法同前，同时以药渣煎水泡澡。

2014 年 4 月 24 日四诊：患儿家长诉服 3 剂药后皮肤瘙痒、皮疹即已基本缓解，心率下降至 120 次/分，饮食睡眠均正常，能正常与小朋友玩耍，仍活动后多汗，不愿走路。仍辨证为气阴两虚，痰浊阻络证，以二诊方为基础，或加健脾，或加补肾，继续调理约半年，诸症皆除，随访至今未诉复发。

按语

此案患儿为女童，以心率快、多汗，舌红苔厚腻，脉细数，指纹气关色紫为主症。因患儿较小，症状叙述不清，故需以望诊、切诊等体征性资料为主，综合辨证为气阴两虚，痰浊阻络证，以生脉散合温胆汤加减。此案用药特点是以牡蛎咸寒养阴化痰敛汗，女贞子、茜草配伍既能滋肝补肾以固本，又能清热凉血（心肌炎即为感受风湿热之心痹），还能通经活络，改善心肌血供。三诊时患儿因感湿邪而发瘾疹，晋师认为邪实当以祛邪为主，故以三仁汤宣畅气机、化湿清热，邪去正气才得以恢复。病毒性心肌炎病程较长，以气阴虚为本，痰浊血瘀阻络为标，需要坚持守方守法，故治疗中晋师以生脉散、温胆汤贯穿始终，或加益气，或加健脾，或加补肾，或加清热，或加活血，但所用之品均以轻宣质平淡勿腻、量小为特点，如蒲公英、连翘、白豆蔻、杜仲、丹参等。

● 胸痹

陈某，男，36 岁，农民。2017 年 4 月 8 日初诊。

因"胸闷、咳痰不出 1 年"就诊。患者诉 1 年前因感冒服用大剂量黄芩、黄连等中药（具体不详）后，出现胸闷、咳痰不出，出冷汗、下肢怕冷、腹泻等症状，先后到多家医院住院治疗，诊断为"神经官能症"。刻下症：胸闷，自觉胸中有痰难咳，疲倦，下肢怕冷，食不下，腹泻，失眠。舌淡，苔白腻，脉弦细。

诊断：胸痹。

辨证：痰湿阻胸，枢机不利，心脾阳虚。

治法：调枢机，温心脾，化痰湿。

方药：柴胡桂枝干姜汤合瓜蒌薤白半夏汤加减。

处方：柴胡 15g，黄芩 10g，法半夏 12g，党参 15g，龙骨 30g，牡蛎 30g，桂枝 10g，干姜 10g，瓜蒌皮 15g，薤白 10g，炙甘草 6g，仙鹤草 30g，淫羊藿 30g。

共 5 剂，水煎服，每日 1 剂。

2017 年 4 月 14 日二诊：痰易咳出，失眠改善，饮食增加，仍有胸闷、疲倦、下肢怕冷、腹泻。舌淡，苔白腻，脉弦细。前方加白术 15g，继服 5 剂。

2017 年 4 月 19 日三诊：胸闷消退，疲倦减轻，仍下肢怕冷、腹泻。舌淡，苔白腻，脉弦细。前方去瓜蒌皮、薤白。服 30 余剂诸症消除。

按语

患者曾服用大量苦寒之剂，损伤心脾阳气，心阳受损，胸阳不振，痰浊阻胸，故胸闷、咳痰不出；脾阳受损，则疲倦、下肢怕冷、食不下、腹泻、失眠；少阳枢机不利，热郁于内则失眠。用柴胡桂枝干姜汤合瓜蒌薤白半夏汤加减调枢机、温心脾、化痰湿，仙鹤草、淫羊藿益气温阳，后期温心脾、调枢机收功。

陈某，男，78岁，退休干部。2013年11月8日初诊。

因"胸闷、胸痛、气短、心悸5天"就诊。患者诉5天前出现胸闷、胸痛、气短、心悸，伴出汗多、乏力、恶寒，以膝关节以下最为明显，耳鸣，睡眠差，食纳尚可，夜尿2次/晚，大便可。舌质暗，苔腻，左侧寸脉细，关后弦滑，右脉沉。心脏冠脉造影检查提示左回旋支狭窄60%。

诊断：胸痹。

辨证：寒凝心脉，痰浊闭阻。

治疗：化痰通络，益气温阳，兼以补肾。

方药：瓜蒌薤白半夏汤合桂枝汤、生脉散加减。

处方：黄芪24g，党参24g，瓜蒌皮15g，薤白6g，半夏12g，桂枝12g，白芍15g，大枣15g，炙甘草4g，延胡索9g，地龙6g，麦冬12g，五味子4g，桑寄生15g，杜仲12g，淫羊藿24g，生姜3片。

14剂，水煎服，每日1剂。药渣煎煮，每晚睡前泡脚。

2013年11月28日复诊：患者诉胸闷、胸痛、气短乏力及心悸症状明显改善，睡眠好转，出汗减少。偶有胸闷，怕冷，大便不成形，耳鸣，夜尿2次/晚。脉象较前明显和缓，舌微暗，苔白。前方去黄芪，加紫苏梗9g、葛根15g、延胡索12g，桂枝剂量改为18g。继服28剂。

三诊：诸症缓解，稍有怕冷、耳鸣，以桂枝汤加减善后调理，嘱忌冷防寒，生活规律，适度步行。

按语

瓜蒌薤白半夏汤、桂枝汤、生脉散是晋师治疗冠心病常用方剂。本案着眼于胸闷、胸痛、气短、心悸、出汗多、乏力、恶寒等症状，初诊以瓜蒌薤白半夏汤合桂枝汤及生脉散加减，化痰通络、益气温阳兼以补肾，病情大减。后以桂枝汤加减益气温阳调理善后。总之，益气温阳是贯穿冠心病治疗的根本治法，临证可兼化痰通络，或活血理气，或补肾养阴。

● 心水

左某，男，38岁，重庆北碚人。2011年5月13日初诊。

因"活动后胸闷、气促伴乏力两年"就诊。患者诉两年前活动后出现胸闷、气促，伴有乏力。既往无特殊病史。到当地医院就诊，胸片提示左侧胸腔积液，心影增大。心脏超声提示全心增大。予强心、利尿、扩血管（具体不详）治疗后，上述症状仍反复发作。刻下症：胸闷，气促，乏力，伴咳嗽、咳痰、夜间不能平卧，偶有下肢肿。舌质暗红、苔薄白，脉沉细。

诊断：心水。

证型：心阳亏虚。

治法：益气温阳。

方药：黄芪桂枝五物汤合生脉散加减。

处方：党参24g，白术12g，茯苓12g，陈皮4g，牡蛎24g，制附子9g（先煎），大枣15g，炙甘草9g，葛根15g，桂枝12g，五味子9g，琥珀4g，丹参12g，麦冬15g，白芍12g，生黄芪24g。

共5剂，水煎服，每日1剂，分3次温服。

2011年5月18日二诊：患者心前区闷痛、乏力明显减轻，但仍胸闷，守前方，改药物用量为党参30g，牡蛎30g，制附子12g（先煎），五味子6g，丹参15g，麦冬12g，白芍15g，生黄芪30g。继服7剂，症状明显改善。嘱患者继续守方。

2011年10月13日三诊：患者未再出现夜间阵发性呼吸困难，偶有胸闷不适，仍活动后气促，但出现下肢冷，舌淡红、苔白，脉细。

处方：葶苈子 18g，党参 24g，麦冬 12g，五味子 6g，葛根 15g，制附片 9g，桂枝 12g，白芍 15g，大枣 15g，炙甘草 9g，茯苓 15g，白术 12g，细辛 4g，丹参 12g，桑寄生 18g。继服 14 剂。

2011 年 12 月 3 日四诊：患者诉胸闷，气短，乏力减轻，下肢冷改善，舌淡红、苔白，脉细。嘱患者守前方继续治疗。

2012 年 7 月 18 日五诊：患者诉胸闷、气短、乏力减轻，下肢冷改善，仍阵发性心悸不适，舌淡红、苔白，脉细。予二仙参附强心汤加减。

方药：仙鹤草 24g，丹参 15g，桂枝 9g，白芍 15g，大枣 15g，炙甘草 9g，制附片 9g，生黄芪 30g，淫羊藿 24g，党参 24g，麦冬 12g，五味子 6g，茯苓 15g，白术 12g，细辛 5g。服用 14 剂后，患者精神明显改善，胸闷、气短症状基本消失。嘱患者守方治疗。

2012 年 10 月 12 日随访，已无胸闷、心悸、气短，未再出现夜间阵发性呼吸困难及下肢肿，扛 10kg 大米上五层楼亦不觉累。

随后一直予二仙参附强心汤为基础加减治疗 1 年，共服药 264 剂，至 2013 年 9 月 25 日，患者情况良好，无胸闷、气短、乏力、畏寒及下肢肿，生活质量明显提高。

按语

二仙参附强心汤为晋师治疗心力衰竭的自拟方，以仙鹤草、淫羊藿（仙灵脾）益气温肾助阳，附子补火助阳，党参大补中气，葶苈大枣泻肺汤强心、利胸中之痰饮，大剂量黄芪补气利水，细辛通络，仅以一味丹参活血化瘀，全方共奏温阳益气、强心利水、活血祛瘀之效。因心为阳中之阳，故晋师治疗心疾非常重视阳气，晋师推崇张景岳的"天之大宝，只此一丸红日；人之大宝，只此一息真阳"的说法，故临床常常顾护阳气。对于本案患者，晋师始终抓住心阳虚这一核心病机，采取益气温阳，兼以活血化瘀、温阳利水的治疗思路，以大剂量的黄芪、党参、仙鹤草益气，制附子、细辛、淫羊藿、桂枝温阳，丹参活血，茯苓、葶苈子利水等，诸药合用，使得重症获愈。

唐某，男，63 岁，退休工人。2020 年 1 月 14 日初诊。

因"反复胸闷、气短乏力、双下肢水肿 1 年"就诊。患者诉 1 年前无明显诱因出现活动后胸闷、气短乏力、双下肢水肿，既往有"高血压"病史 5 年余，未规律服药，到某医院就诊，诊断为"扩张型心肌病"。刻下症：胸闷，气短乏力，不能平卧，脚踝肿，恶寒，动则汗出，纳差，腹胀，睡眠差，小便量少，大便稀。舌胖、质暗、苔腻，脉沉涩细。辅助检查：心脏彩超（2019 年 12 月 16 日）提示全心增大（左房前后径 48，左室前后径 61，右房横径 42，右室横径 41）；室壁动度普遍降低，左、右室收缩功能降低，左室舒张功能减退；二尖瓣重度反流，肺动脉瓣中度反流，三尖瓣、主动脉瓣微量反流。

诊断：心水。

辨证：心阳不振，水饮内停。

治法：温阳益气利水。

方药：真武汤合五苓散加减。

处方：桂枝 12g，白芍 15g，葶苈子 24g，大枣 12g，制附子 12g（先煎），炙甘草 4g，红参 9g，麦冬 12g，五味子 6g，茯苓 24g，白术 12g，猪苓 12g，泽泻 12g，生黄芪 45g，淫羊藿 24g，仙鹤草 24g，丹参 12g，生姜 3 片。

共 21 剂，水煎服，每日 1 剂，分 3 次温服。

2020 年 3 月 4 日二诊：患者诉下肢水肿明显消退，出汗等症状明显改善，日间尿量较前有所增加，夜尿 1 ～ 2 次 / 晚，睡眠好转。腹胀缓解，进食较前增加，仍时有胸闷气短、心慌心悸。舌胖、质暗、苔腻，脉沉涩细。

前方加细辛 4g，以温肺化饮。继服 21 剂。

随后患者每月复诊，仍以原方为基础加减治疗半年余，复查心脏彩超（2020 年 11 月 26 日）提示左房、左室增大（左房前后径 45，左室前后径 59，右房横径 38，右室横径 36），主动脉窦部及升部增宽；室壁动度普遍降低，左室收缩功能降低、舒张功能减退；二尖瓣中度反流，主动脉瓣轻度反流，三尖瓣微量反流。患者心脏较前缩小，胸闷、气短乏力等症状明显缓解，病情稳定。

按语

晋师在冠心病、肺心病、扩心病的治疗中，常将生黄芪、葶苈大枣泻肺汤与五苓散合用，简称"芪苈五苓散"，其中生黄芪需重用以助利水；葶苈子善攻水逐饮，大枣合五苓散中茯苓、白术扶正健脾利水，减少逐水药的攻伐之性，再配伍生脉饮益气养阴。晋师治心系病注重顾护心阳、滋养心阴。"二仙"为晋师常用补虚药对，晋师认为"二仙"中仙鹤草补肺脾，以补脾为主，性平，淫羊藿补肾阳，性味偏温，二药配伍一补先天一补后天，配伍平和，共奏补虚强健之功。

● 不寐

案一　门诊病历

黄某，男，57 岁，新闻编辑，河南人。2012 年 5 月 6 日初诊。

因"反复失眠半年，加重 1 月"就诊。患者诉半年前因工作原因常熬夜加班，出现入睡困难，服用安神类中成药（具体不详），效果不佳。近 1 月来，失眠加重，夜间睡眠时间 1 ~ 2 个小时，甚至彻夜难眠，白天头晕、乏力、精神差。血常规、心电图、胸片及脑电图等检查均未见明显异常。刻下症：失眠，多梦，眠浅易醒，伴头晕，神疲乏力，胸闷气短，纳差，消瘦，情绪抑郁，口苦，小便黄，大便正常。舌红、舌薄白，脉弦细。

诊断：不寐。

辨证：阴阳失调、心神不宁兼气虚。

治法：平调阴阳、宁心安神，兼以益气。

方药：柴胡龙牡汤加减。

处方：丹参15g，生龙骨30g，生牡蛎30g，柴胡9g，黄芩3g，干姜4g，大枣15g，半夏12g，延胡索9g，炙甘草9g，首乌藤30g，酸枣仁12g，百合12g，合欢皮12g，炙远志3g，琥珀3g，党参24g。

共5剂，水煎服，每日1剂，分3次温服。嘱晚餐适量，避免过饱，尽量减少夜间工作，每晚10点前睡觉，以养肝肾之精。

2012年5月13日二诊：患者诉睡眠时间较前延长，可达3~4小时，神疲乏力缓解，情绪好转，口苦减轻，小便不黄。舌红、苔薄白，脉微弦。此时患者阴阳得以逐渐平调，心神安宁，前方去炙远志、琥珀等安神之重品，继续调养。共5剂，煎服方法同前。

2012年5月18日三诊：患者诉病情明显好转，睡眠时间延长至5小时左右，多梦易醒、神疲乏力、胸闷、口苦等症状明显缓解，情绪明显改善，大小便正常。舌淡、苔薄白，脉缓。此时患者阴阳平调，脏腑功能调和，前方去黄芩、干姜，加白芍。共5剂，煎服方法同前。

按语

该患者长期熬夜加班，平素性格内向，思虑过度，肝郁气滞日久，耗伤心阴，致心神失养，阴阳失调，故选柴胡龙牡汤加减平调阴阳、宁心安神。晋师治疗杂病的原则是抓主要矛盾，"但见一证便是，不必悉具"，其实质就是"识病机最为根本"。患者描述症状往往纷繁复杂、想到哪里说哪里，晋师主张不需要面面皆了解，一旦收集的脉症符合某个病证的主症，便当机立断，辨证处方。

柴胡龙牡汤乃晋师常用方，功可疏肝解郁、调和阴阳，主治心烦、心悸、多汗、口苦、咽干、目眩、失眠或夜寐不实、多梦，常用于治疗男子非实非虚之"第三状态"及工作紧张、心情抑郁、烦躁失眠等神经衰弱及神经症，女子更年期综合征，男性不育等。方中以小柴胡汤疏达阴阳枢机、和调肝胆；党参、半夏、干姜、大枣健脾和胃，达到"见肝之病，知肝传脾，当先实脾"的目的；龙骨、牡蛎益阴潜阳；丹参养血安神；酸枣仁、首乌藤、合欢皮、百合养心安神助眠。

案二 门诊病历

金某，女，36 岁。2014 年 4 月 2 日初诊。

因"失眠 5 个月"就诊。患者诉 5 月前因工作原因致使情绪不畅，随后出现失眠症状，夜难入寐，每晚需服用"地西泮 5mg"方能入睡。时常梦扰惊醒，胸闷善太息，两胁作痛，上肢震颤，头晕目眩，纳食不香，二便无特殊，月经逾期未至。舌淡、苔薄白，脉弦细。

诊断：不寐。

辨证：情志不畅，肝郁血虚。

治法：养血疏肝，解郁安神，佐以活血调经。

方药：逍遥散加减。

处方：柴胡 9g，制香附 6g，郁金 9g，炒白术 12g，白芍 15g，当归 15g，茯苓 12g，薄荷 5g（后下），炒酸枣仁 12g，石菖蒲 9g，远志 3g，龙骨 24g（先煎），琥珀 3g（先煎），神曲 12g，首乌藤 30g，合欢皮 12g，益母草 15g，泽兰 12g，炙甘草 6g，生姜 3 片，大枣 12g。

共 7 剂，水煎服，每日 1 剂。并予心理疏导。

2014 年 4 月 9 日二诊：患者诉胸闷、胁痛明显好转，夜寐渐安，但仍纳食不佳，不思饮食，舌脉如前，前方加生麦芽 15g，继服 7 剂。

2014 年 4 月 16 日三诊：患者诉夜寐正常，胃纳渐展，月事已至，双乳微胀，经量增多，略带紫块，前方继服 7 剂以巩固疗效。

肝主疏泄，性喜条达而恶抑郁，妇人易忧思郁怒，多愁善感，致使肝气郁结，失于疏泄。肝木之病易传于脾，以致肝郁血虚脾弱，肝血不足，心失所养，神魂不守，故出现失眠多梦、月经不调、两胁作痛等症，治以逍遥散加减，使肝郁得疏、血虚得养、脾弱得复，气血兼顾、肝脾同调，切中病机，取效验捷。

案三 门诊病历

刘某，男，45岁，公司职员。2021年8月11日初诊。

因"失眠1年"就诊。患者诉工作压力大，常熬夜，夜间睡眠差，每晚需服用艾司唑仑4片后方能入睡约3小时，伴口臭，大便黏，易汗出，时有头晕、耳鸣。既往有高血压病史，长期规律服用缬沙坦降压，血压控制可，有鼻炎病史。舌淡红、苔白腻、边有齿痕，脉弦滑。

诊断：不寐。

辨证：痰火扰心，心肾不交。

治法：理气化痰，滋阴降火，交通心肾。

方药：黄连温胆汤合交泰丸加减。

处方：远志9g，黄连9g，肉桂4g，丹参12g，半夏12g，茯苓12g，炙甘草9g，陈皮9g，枳实9g，竹茹12g，牡蛎24g，淫羊藿24g，瓜蒌皮15g，麦芽12g。

共7剂，水煎服，每日1剂，分3次温服。药渣每晚睡前泡脚。

二诊：服药1周后，患者诉失眠、汗出有所改善，每晚可入睡约5小时，但大便仍黏，小便正常。舌淡红，苔薄黄，脉弦。在前方基础上去淫羊藿，加以琥珀3g、酸枣仁12g、龙骨15g。继服14剂，煎服方法同前。

三诊：失眠、汗出进一步缓解，伴口臭，口中黏腻，前方去瓜蒌皮、琥珀、龙骨，加百合24g、淫羊藿24g、乌药6g。继服14剂，煎服方法同前。

按语

　　黄连温胆汤为晋师治疗痰火扰心之不寐常用方，常在其方基础上加一味肉桂，组成交泰丸配伍使用。因患者有头晕、耳鸣等肾不足的表现，故初诊加入淫羊藿补肾阳。淫羊藿《神农本草经》中有"强志"之说，现代研究也显示此药可明显缓解神经衰弱，故晋师在治疗需补肾同时兼有失眠、神经衰弱等表现的患者时，常选用淫羊藿，这种一药多效的配伍方法亦体现了晋师用药的精准。

案四　　门诊病历

　　王某，女，66岁。2019年10月23日初诊。

　　因"失眠40余年，加重5年"就诊。患者诉"40余年前因上夜班，出现睡眠不佳，未予重视"，近5年以来因情绪因素致寐差加重，仅可入睡两小时余，常夜间11时苏醒，醒后难再入睡，服安眠药效果不佳。刻下症：右侧头、眼疼痛，右背拘紧，善悲易哭，口干喜饮，咽痛。舌淡、苔薄嫩，脉弦数。

　　诊断：不寐。

　　辨证：肝气郁结证。

　　治法：疏肝解郁，安神助眠。

　　方药物：逍遥散合甘麦大枣汤加减。

　　处方：白芍15g，当归9g，柴胡9g，茯神12g，炒白术12g，炙甘草6g，百合24g，酸枣仁12g，浮小麦30g，大枣12g，合欢皮12g，煅牡蛎24g。

　　共14剂，水煎服，每日1剂。

　　2019年11月7日二诊：服药后睡眠明显好转，每晚可睡5小时以上，头、眼疼痛基本消失，但情绪仍不稳，易悲，前方加生麦芽12g，续服两周以善后。

按语

　　患者失眠40余年，病程长，起病缓，初发时因工作为夜班，昼夜颠倒，工作压力不堪重负，后精神高度紧张，夜不能寐，属精神情志因素所致。患者子时醒来，此时为足少阳胆经当令，概因其肝胆之气不疏，故此时易醒。逍遥散疏调气机，解郁散结，配伍甘麦大枣汤，养心安神，药对其证，故能获效。

案五 门诊病历

白某，女，47岁。2022年6月1日初诊。

因"眠差半月"就诊。患者诉半月前出现睡眠不佳，多梦易醒，伴倦怠乏力，畏寒，夜间下肢抽搐，肩关节疼痛，经行前头晕。既往无慢性病、特殊病史。舌淡、苔薄，脉细无力。

诊断：不寐。

辨证：心脾两虚，肾阳不足。

治法：健脾温肾，养心安神。

方药：归脾汤合附子汤、小建中汤加减。

处方：党参15g，黄芪18g，当归9g，炒白术12g，茯神12g，龙眼肉12g，酸枣仁12g，桂枝12g，白芍15g，大枣15g，炙甘草9g，淫羊藿24g，山茱萸12g，制附子9g（先煎），牡蛎18g，木瓜15g，细辛4g，桑寄生15g，生姜3片，饴糖30g。

共14剂，水煎服，每日1剂。

2022年9月20日二诊：患者诉睡眠明显好转，乏力、下肢抽搐等症状缓解，无经前头晕。近期因劳累后再次出现睡眠欠佳、梦多，莫名恐惧，伴便溏、大便次数偏多，无腹痛、无里急后重。舌淡红、苔薄白，脉细。前方去茯神、桂枝、白芍、淫羊藿、山茱萸、制附子、牡蛎、木瓜、细辛、桑寄生，加茯苓12g、黄连3g、肉桂3g、百合30g、生麦芽18g、紫苏9g、丹参12g、琥珀3g。嘱患者忌食生冷，常食山药。

1月后电话随访，患者诉诸症较前明显减轻。

按语

本案患者初诊表现为多梦易醒，伴有倦怠乏力，面色少华，经行前头晕，舌淡，苔薄，脉细无力，均为气血不足之症；心主血，脾为气血生化之源，心血不足，血不养心，神不守舍，故多梦易醒，健忘心悸。血不养筋，故夜间下肢抽搐。气血亏虚，不能上奉于脑，清阳不升，则头晕。血虚不能上荣于面，故面色少华，舌色淡。血少气虚，故精神不振，四肢倦怠，脉细无力。患者除了心脾亏虚外还兼有肾阳不足，火不生土，故见畏寒、便溏、肩关节痛等症。病因病机总属心脾两虚、肾阳不足。

初诊晋师处方以归脾汤、小建中汤、附子汤合方加减。方中党参、炙黄芪、炒白术、炙甘草补气健脾；酸枣仁、茯神、龙眼肉补心益脾，安神定志；当归滋阴养血；诸药相合，养血以宁心神，健脾以资化源。桂枝、白芍、大枣、炙甘草、生姜、饴糖则为小建中汤，温中补虚。附子汤温阳散寒；细辛，增强助阳散寒之功；桑寄生祛风湿，舒筋络；木瓜舒筋活络，专治转筋挛痛。服药后疗效显著，患者诸证皆平。

3月余后患者因劳复再来就诊，下肢抽搐症状明显减轻，故减去了附子、细辛、木瓜、白芍、桑寄生。除了睡眠欠佳、梦多，出现莫名恐惧，伴便溏、大便次数偏多症状，故易桂枝为肉桂，加黄连为交泰丸，交通心肾。加百合、生麦芽、紫苏疏肝理气宽中；加丹参养血、琥珀镇惊，共入心经安神。

结合患者两次就诊情况，初诊后患者病症已愈，二诊乃劳复，故再次就诊。提示患者体质偏虚，所以除药物治疗外，尤其应注意生活调摄，避免受寒饮冷以伤阳。

案六　门诊病历

刘某，女，32岁。重庆合川人，农民。2012年9月10日初诊。

因"失眠两年"就诊。患者诉两年前出现失眠症状，伴心烦、口干口苦、眼睛干涩、手足心热、情绪抑郁。刻下症：失眠心烦，脾气急躁，入睡难，伴口干口苦，喜饮，眼睛干涩，眼眵多，手足心热出汗，平时月经量少，色暗，经期乳房胀痛，大便黏稠不爽，小便黄。舌边红、苔厚腻，脉细弦。

诊断：不寐。

辨证：肝郁阴虚湿热。

方药：滋水清肝饮合温胆汤加减。

处方：柴胡 12g，白芍 15g，当归 12g，生地黄 30g，山药 24g，山茱萸 15g，茯苓 12g，泽泻 12g，牡丹皮 12g，生麦芽 12g，炒栀子 3g，砂仁 4g（后下），郁金 9g，香附 4g，夏枯草 18g，枳实 9g，竹茹 12g，陈皮 12g，远志 9g，生姜 2 片。

共 14 剂，水煎服，每日 1 剂。

2012 年 9 月 28 日二诊：患者诉诸症缓解，每晚可入睡 5 小时左右，心情愉悦。效不更方，再进 14 剂。

2021 年 10 月 18 日三诊：患者诉睡眠已无大碍，仍有大便黏稠不爽。舌淡红、苔薄白，脉细数。辨证：脾虚肝郁。治法：疏肝健脾，温肾化湿。方药：逍遥散加减。

处方：柴胡 12g，白芍 15g，当归 12g，茯苓 12g，白术 12g，枳壳 9g，炙甘草 6g，山药 24g，益智仁 6g，淫羊藿 18g，仙鹤草 24g，生麦芽 12g，远志 6g，姜半夏 12g，夏枯草 18g，合欢皮 15g，远志 6g，生姜 2 片。

共 14 剂，水煎服，每日 1 剂。

按语

本案以"失眠心烦，手足心热"为主症，此为肝肾阴虚，水不涵木，热扰心神所致。初诊晋师以滋水清肝饮加温胆汤滋水涵木，清化痰热，加郁金、夏枯草清肝火为使，使水滋木调，心神得养而得以入眠。方中以生地黄易熟地黄，侧重于清虚热凉血以滋阴，同时祛瘀除烦（久病必有瘀），加砂仁意在佐制生地黄之滋腻。阴虚湿热之象大去，但脾虚肝郁之本象明显，故以逍遥散加补肾之品疏肝健脾，温肾化湿，斡旋中焦以调理善后。

青囊传薪 临证实录

李某，女，32岁。2023年2月初诊。

因"失眠1年余"就诊。患者诉1年余前无明显诱因出现入睡困难，进行性加重，口服药物等未见好转。刻下症：入睡困难，易醒，醒后疲倦，月经量少，易焦虑，多梦，怕冷，大便干，小便正常。舌淡、苔白腻，脉沉细。

诊断：不寐。

辨证：心脾两虚。

治法：补益心脾。

方药：归脾汤合小建中汤加减。

处方：淫羊藿24g，大枣15g，炙黄芪18g，茯苓12g，首乌藤24g，砂仁3g（后下），桂枝9g，炙甘草9g，当归9g，龙眼肉12g，酸枣仁12g，木香4g，白芍15g，党参15g，炒白术12g，丹参12g，熟地黄18g。

共28剂，水煎服，每日1剂。

2023年3月二诊：服药1月后，患者睡眠质量明显改善，月经量仍少，仍有多梦，大小便基本正常。舌淡、苔白，脉沉细。前方去首乌藤，加菟丝子15g、枸杞子12g、杜仲15g。继服28剂。

按语

患者青年女性，长期从事脑力劳动，易熬夜，日久耗伤心脾，心主血，脾为气血生化之源，心脾不足，不能荣养心神，故见失眠。阴血不足，不能下注胞宫，故见月经量少，故予归脾汤补益心脾，小建中汤温健中焦使气血生化有源，淫羊藿、熟地黄温阳补肾填精，丹参、首乌藤养血安神，砂仁防滋腻太过。药后症状缓解，但月经量仍少，考虑肝肾不足，予枸杞子、杜仲、菟丝子补益肝肾填精治疗。对不寐患者，晋师常会询问患者每晚入睡时间，均建议患者早于11点入睡以达养肝调血之意。因夜间11点至次日凌晨3点为肝胆经最旺的时间，《素问·五脏生成》记载"人卧则血归于肝"，此时当睡不睡，久之必使心血耗损，以致肝失所藏，神失所养而不寐。

● 多寐

梁某，男，45岁。2021年6月1日初诊。

因"嗜睡1月"就诊，患者诉1个月前出现嗜睡，未予重视。近日嗜睡加重，伴头晕、头痛，心烦意乱，影响工作。颅脑CT检查未见明显异常。刻下症：嗜睡，头晕、头痛，心烦意乱，呃逆。舌苔黄腻，脉弦滑。

中医诊断：多寐。

辨证：胆胃不和，痰热内扰。

治法：理气化痰，清胆和胃。

方药：温胆汤加减。

处方：半夏12g，陈皮12g，茯苓12g，炙甘草4g，葛根15g，石菖蒲9g，枳实9g，竹茹12g，丹参12g，仙鹤草24g，延胡索9g，木瓜15g，细辛4g，蒲公英18g，蚕沙15g。

共14剂，每日1剂，水煎服，分3次温服。

半个月后随访，患者精神状态可，已能正常上班。

按语

本案患者症见嗜睡、头晕头痛、呃逆，结合舌苔黄腻，脉弦滑，证属胆胃不和，痰热内扰。晋师以温胆汤为基础方，方中仙鹤草补虚，葛根升脾胃阳气，石菖蒲、细辛醒神开窍；丹参、延胡索、木瓜舒经活络，活血止痛；蚕沙祛风除湿，和胃化浊，活血定痛；蒲公英清热利湿。温胆汤原治疗虚烦不眠，晋老师却将其化裁治疗多寐，充分体现了施今墨施老"有是证，用是方"的思想，"方证对应"才是治疗临床疑难杂症的可循之路。此案进一步证明临床诊疗不必拘泥于书本知识，而应活学活用。

临证医案

67

·脑系疾病·

脑为元神之府，主管人的思维意识、精神活动等，脑系疾病一般多以麻木、思维呆滞、动风、拘挛、颤动等为主症。脑为髓海，《灵枢·经脉》有"人始生，先成精，精成而脑髓生"的说法，故脑髓与肾关系密切。脑为诸阳之会，并且脑与气血关系紧密，脑只有依赖气的温煦和推动，血的濡养和流畅才能发挥正常的生理功能。晋师对脑系疾病有以下认识：

1. 脑与五脏之间通过经络相互联系，脑病的病机多与五脏六腑的气血阴阳失调有关，因此，脑病病位虽在脑，但辨治脑病应当从五脏六腑、气血阴阳、气机升降等方面出发。

2. 脑病首辨虚实。脑病的病因不离风、火、痰、瘀、虚五点，临床辨证应首辨虚实，表现为智力减退相关症状的，一般为虚证；表现为癫狂、兴奋、神志异常、不能自控等症状的，多为实证。

3. 虚以肾虚为主。晋师认为，脑病虚证以肾虚为主，因"肾藏精，精生髓""肾主骨，生髓，通于脑"，脑髓的充盛有赖于肾精的充实，故治疗以智力减退、知觉减退、控制力下降、兴趣下降等为表现的脑系疾病，如痴呆、帕金森病、脑瘫等，均从补肾益精方向治疗。

4. 实以痰为主。晋师认为，脑病实证以痰浊为主，治疗当以化痰为先，常用温胆汤加减。在痰的基础上，可兼有风，如一些表现为肢体颤动的疾病，此时可配伍虫类药物，如蝉蜕、全蝎、蜈蚣等搜风通络；亦可兼有火，如一些表现为兴奋、亢奋、急躁、狂暴的疾病，可配伍镇惊下潜的药物，如生铁落、牡蛎、朱砂等；亦可兼有瘀，如以梗死为主的中风，常配伍丹参、桃仁、红花或配伍通窍活血汤进行治疗。

5. 神志异常当治心。心主神明，若患者出现神志异常，应考虑从心论治，而不能只关注于脑。如表现为悲伤欲哭、神思恍惚，则多为心脾两虚，可以归脾汤进行加减治疗；若表现为情绪躁扰不安、语言无序或颠倒、默默无言等，考虑痰蒙心窍，晋师除喜用温胆汤外，还常配伍治疗心系疾病常用的瓜蒌薤白半夏汤。

6.慎用活血化瘀药。脑系疾病虽常兼有血瘀，但晋师言当慎用活血化瘀药，其一因脑血管较为精密脆弱，若活血太过引起脑血管破裂反而成为坏病；其二，如中风之类疾病，发病患者多年龄较大，或多伴有高血压、高脂血症、糖尿病等疾病，本身血管条件较差，此时再用大剂量活血化瘀药，恐有出血风险。故晋师临床虽用活血化瘀药，但多量轻，且其药性多比较柔和或兼有活血养血、活血止血功效，如三七、丹参等。

● 眩晕

案一　　　　　　　门诊病历

陈某，女，48岁。2012年11月27日初诊。

因"头晕20天"就诊。患者既往有高血压病史，平素规律服用降压药（具体不详），血压控制可。刻下症：头晕目眩，视物旋转，头重如裹，恶心欲吐，少食多寐。舌质红，苔白腻，脉濡滑。

诊断：眩晕。

辨证：痰浊中阻。

治法：燥湿化痰降浊，健运脾胃。

方药：半夏白术天麻汤加减。

处方：半夏12g，白术12g，天麻9g，全蝎3g，石决明30g，钩藤30g（后下），茵陈9g，菊花6g，黄芩3g，枸杞子15g，白芍15g，地龙4g，丹参15g，川芎9g，蒺藜15g，蝉蜕6g，僵蚕5g，蜈蚣1条。

共7剂，水煎服，每日1剂，分3次温服。

2012年12月2日二诊：患者诉头晕、视物旋转消退。舌质红、苔白腻，脉滑。前方去地龙，继服 7 剂。

按语

本案眩晕与饮食不节，脾胃运化失调，聚湿生痰，痰浊中阻，清阳不升，清窍失养有关，脾运健则湿痰去，湿痰去则眩晕除。半夏白术天麻汤出自清代程钟龄之《医学心悟》，方中半夏燥湿化痰，降逆止呕；天麻化痰息风，而止头晕。二者合用，共奏燥湿化痰、降逆止呕之效，为治风痰眩晕之要药，为君药。白术健脾燥湿，与半夏、天麻配伍，祛湿化痰，止眩之功益加；白术健脾渗湿；甘草和中而调药性。全方共奏化痰息风之效，风息痰消，则眩晕头痛自愈。方中加入石决明、钩藤、茵陈，以平肝潜阳利湿；患者素有高血压病史，加入丹参、川芎以活血通络。晋师临床少用虫类药物，因其觉虫类药力太强，易伤正气，但遇眩晕严重的患者，常配伍虫类药物通络息风，但用量亦小，一般 1 ～ 3g，且中病即止。

案二   门诊病历

王某，女，50 岁，超市营业员。2020 年 4 月 8 日初诊。

因"头晕 5 年，加重伴右侧颜面部麻木 1 周"就诊。患者诉 5 年前出现头晕，诊断为"高血压病"，平素服用"复方降压片"治疗，1 周前外出吹风受凉后出现头晕加重，伴右侧颜面部麻木，感觉障碍，时流口水。在外院诊断为"面神经麻痹"，经针灸治疗后，颜面部麻木有所减轻，但仍头晕，右侧颜面部感觉迟钝、蚁行感，伴烦躁易怒，手足心热，腰膝酸软，头部汗出，二便尚调。舌暗红，苔薄黄，脉弦细。测血压为150/95mmHg，头颅 CT 正常，心电图示左室肥厚。

诊断：眩晕

辨证：肾精不足，肝旺痰扰。

方药：二仙汤加减。

处方：仙茅 15g，淫羊藿 24g，巴戟天 15g，天麻 9g，钩藤 15g（后下），菊花 6g，葛根 15g，石菖蒲 12g，当归 9g，知母 6g，黄柏 4g，牛膝 12g，川芎 9g，郁金 9g，柴胡 12g，枸杞子 15g，全蝎 2g。

共 7 剂，水煎服，每日 1 剂。

2020 年 4 月 20 日二诊：患者诉头晕耳鸣明显缓解，心悸易紧张，口干欲饮，汗多，纳可，二便调。舌暗红、苔白，脉弦细。血压降至 130/80mmHg，前方加浮小麦 30g、生龙骨 30g、生牡蛎 30g，继服 7 剂。

2020 年 4 月 28 日三诊：患者诉头晕耳鸣基本消退，心悸、口干、汗多等症状缓解，饮食稍有减退，大便偏稀。舌暗红，苔白，脉弦。前方去浮小麦，加生麦芽 12g，继服 14 剂。

按语

本案患者年逾七七，天癸竭，月经已闭，冲任虚损，阴阳失调，真阴亏损，虚火上炎，阳失潜藏，风阳上扰清空，故头昏眩晕。风阳夹痰，阻塞脉络，故见单侧颜面部麻木，感觉障碍。头部汗出、背部怕冷、手足心热皆为肾精不足、寒热错杂之象，故采用调理冲任、温补肾阳、滋阴泻火、平肝化痰息风之法，方选二仙汤加减。方中仙茅、淫羊藿温肾阳、补肾精，巴戟天温肾阳而强筋骨，当归养血柔肝而充血海，知母、黄柏滋肾阴而泻虚火，寒热并用，精血兼顾。天麻、钩藤平肝息风；石菖蒲祛痰开窍；川芎活血行气、祛风止痛，为血中之气药，所谓"治风先治血，血行风自灭"；全蝎搜风通络；柴胡、郁金疏肝解郁；葛根、菊花载药上行，使药效直达头面部；怀牛膝归肝肾经，入血分，性善下行，补益肝肾。二诊汗多加浮小麦益气除烦止汗；生龙骨、生牡蛎益阴潜阳、镇肝息风。三诊加生麦芽一则可以疏肝理气，二则可以和胃安中。晋师在该例患者的治疗中，详查病情，辨明病机，其核心病机为肾精亏虚，阴阳失调。抓住其肾精不足、相火偏旺为本，感受风邪夹痰为标的病机，标本兼顾，从本而治。

李某，男，65岁。2014年7月2日初诊。

患者诉头晕目眩，头胀头痛，伴头筋暴露，耳鸣，胁肋疼痛，烦躁，口干。舌质红、苔薄黄，脉弦数。血压：190/150mmHg。

诊断：眩晕。

辨证：肝阳上亢证。

治法：平肝潜阳，滋养肝肾。

方药：天麻钩藤饮合潜阳丹加减。

处方：天麻15g，钩藤30g（后下），牡丹皮9g，石决明30g，柴胡12g，牛膝15g，磁石30g，珍珠母12g，菊花6g，茯苓15g，桑叶12g，龟甲15g，制附子15g（先煎），砂仁3g（后下），干姜5g。

共7剂，水煎服，每日1剂。

2014年7月12日二诊：患者诉头晕目眩、头胀头痛症状缓解，时有耳鸣，出汗，无胁肋疼痛等症状，血压150/115mmHg。前方加山茱萸10g，继服14剂。

2014年8月4日三诊：诸症基本消退，血压130/100mmHg，守方14剂，以巩固治疗。

按语

眩晕多由肝阳上亢、气血亏虚、痰湿阻滞、瘀血阻络所致，为本虚标实之证，实为风、痰、火、瘀之邪，虚为气血阴阳的亏虚，治疗则多以滋阴潜阳、理气活血为其常法。晋师常以天麻钩藤饮治疗高血压引起的眩晕，配伍磁石、珍珠母、琥珀等平肝潜阳的药物，疗效极佳。

梅某,男,33 岁。2022 年 4 月 13 日初诊。

因"发现血压升高 1 月余"就诊。患者 1 月余前体检时发现血压升高,为 169/105mmHg,遂到外院住院,诊断为"原发性醛固酮增多症",予"厄贝沙坦氢氯噻嗪片 1 片 / 日、螺内酯 20mg/ 早、阿托伐他汀钙片 20mg/ 晚"口服,血压、血脂控制不理想,患者为求中医治疗遂来晋师门诊。辅助检查:醛固酮 / 肾素浓度比为 22.83;卡托普利试验阳性。上腹部 CT(2022 年 3 月 30 日)提示双侧肾上腺未见确切异常;脂肪肝;胆囊胆汁淤积;右肾囊肿、左肾复杂囊肿可能。刻下症:头晕,眠差多梦,血压控制不佳,最高可达 180/110mmHg,血脂高。舌质红、苔腻,脉滑。

诊断:眩晕。

辨证:痰浊中阻,痰蒙清窍。

治法:清胆和胃,化痰降浊。

方药:温胆汤加减。

处方:益智仁 9g,仙鹤草 24g,桑寄生 30g,决明子 15g,生山楂 15g,荷叶 9g,生麦芽 15g,制半夏 12g,陈皮 12g,牡蛎 30g,茯苓 12g,炙甘草 4g,枳实 9g,竹茹 12g,远志 9g,生姜 2 片。

共 14 剂,水煎服,每日 1 剂。

2022 年 4 月 28 日二诊:患者诉时有头晕,血压较前明显下降,睡眠改善。舌质红,苔白腻,脉滑。前方去益智仁、仙鹤草、桑寄生、牡蛎,加葛根 15g、丹参 15g、天麻 9g。继服 14 剂。

2022 年 5 月 25 日三诊:患者头晕明显缓解,血压已降至正常范围,复查血脂正常。舌质红、苔薄,脉沉。前方去远志、丹参,加威灵仙 12g、钩藤 15g(后下)。继服 14 剂。

按语

原发性醛固酮增多症已成为继发性高血压的常见病因。中医对此病无相应病名记载，根据其临床特点，可归属眩晕范畴。脂代谢异常属脂膏、浊阻等范畴，其发病与肝失疏泄、脾失健运有关。头为清虚之府，元神所居，不容浊邪干扰。如若情志不遂，肝木乘土，则升降失司，清浊难分；胆气郁遏则精汁不畅，脂浊难化，痰浊内生，痰蒙清窍发为眩晕。脾失健运，脾不能升清，胃不能降浊，阻碍气机，则致代谢紊乱。胆为"清净之府"，胆郁痰扰则心烦不眠，多梦易惊。故晋师认为祛痰、降浊为本证的重要治法。这种观点与西医学在降压的同时控制血脂水平，有助于预防、逆转靶器官的损害，降低心脑血管病的发生不谋而合。温胆汤主治"大病后，虚烦不得眠"，可以祛除痰涎实邪，调理中焦气机，疏泄少阳胆热，改善头晕、失眠多梦等症状。晋师常用生山楂、荷叶、决明子三味药物祛脂降浊。初诊处方中晋师益智仁用量为9g，远超平日常用剂量（3～5g），因原发性醛固酮增多症患者有多尿症状，尤其夜尿增多，益智仁具有温脾暖肾缩尿固精的功效，现代研究发现其具有调节排尿的功能，故量不同而效不同。仙鹤草消积补虚，能消除体内多余的积滞，增强免疫力。桑寄生具有良好的降压作用。牡蛎镇静安神，益阴潜阳，故宜重用。二诊睡眠、血压改善，减其用量，避免损伤脾胃。三诊时加入威灵仙，因其"走而不守，宣通十二经络"，乃攻痰去湿妙药。每剂药中晋师必嘱患者加入生姜同煮，正如《药性类明》所言："生姜去湿，只是温中益脾胃，脾胃之气温和健运，则湿气自去矣。"

乔某，男，40岁。2017年11月9日初诊。

因"头晕3月余"就诊。患者诉3个月前出现头晕，颈部活动时症状加重，无头痛及视物旋转感，无恶心呕吐，伴有乏力疲倦，夜间眠差梦多，下午5~7点头晕明显，大便偏稀。血压偏低，舌质淡、苔薄，脉细弱。

诊断：眩晕。

辨证：脾不升清，清窍失养。

治法：补中益气，健运脾胃。

方药：补中益气汤合桂枝汤加减。

处方：党参18g，炙黄芪18g，当归9g，炒白术12g，首乌藤30g，葛根12g，柴胡3g，升麻4g，白芍12g，大枣12g，桂枝9g，炙甘草4g，陈皮3g，仙鹤草24g，菟丝子15g，补骨脂9g。

共28剂，水煎服，每日1剂，分3次饭后温服。

2017年12月18日二诊：患者头晕较前改善，乏力疲倦缓解，仍有眠差梦多，守方28剂。

电话回访，患者诉头晕症状已明显好转，乏力疲倦及眠差梦多均改善。

按语

本案患者病位在脑，与脾、肾相关，病机为脾不升清、气血虚衰、清窍失养，故予补中益气汤补中益气、健运脾胃。方中炙黄芪味甘、微温，入脾肺经，补中益气，升阳固表，故为君药。配伍党参、炙甘草、炒白术，补气健脾为臣药。当归养血和营，协党参、炙黄芪补气养血；陈皮理气和胃，使诸药补而不滞，共为佐药。少量升麻、柴胡、葛根升清阳而鼓舞脾胃之气上行。晋师认为桂枝汤为第一补方，且能调和阴阳，患者夜间眠差多梦，必有阴阳失调，故常配伍桂枝汤补虚，调阴阳；菟丝子、补骨脂补益肝肾；首乌藤养血安神；炙甘草调和诸药为使药。

张某，女，50岁。2022年11月初诊。

因"头晕1年余"就诊。患者诉1年前无明显诱因出现头晕，无头痛，无胸痛、胸闷，无恶心呕吐，间断发作，经查未见明确器质性疾病，自服药物（具体不详）后未见缓解。刻下症：头晕，间断发作，无规律，眼干、口干，入睡困难，自觉乏力、气短，活动后心悸，进餐后胃痛，食欲尚可，睡眠差，大小便基本正常。舌淡、苔白，脉弦细。

诊断：眩晕。

辨证：肝郁脾虚血虚。

治法：疏肝健脾养血。

方药：逍遥散合柴胡加龙骨牡蛎加减。

处方：白芍15g，茯苓12g，龙骨18g，半夏12g，干姜4g，川芎9g，当归9g，炒白术12g，牡蛎18g，党参15g，大枣15g，细辛3g，柴胡9g，炙甘草4g，丹参12g，黄芩3g，天麻9g，延胡索9g。

共14剂，每日1剂，水煎服。

3周后复诊：患者诉头晕明显改善，胃痛消失，下肢仍觉无力，睡眠好转，食欲尚可，大小便基本正常。舌淡、苔白，脉弦细。前方加仙鹤草18g、淫羊藿18g。继服14剂。

按语

患者为中年女性，脏腑功能渐亏，加之平素脾气急躁，肝木过旺，木克脾土，脾气不足，运化不佳，气血生化无源，加之肝木亢盛伤及阴血，肝血不足，不能上荣清窍，故见头晕。脾气不足，清阳不升，故见乏力、气短。肝木克土，胃失和降，故见胃脘部疼痛。阴血不能收敛浮阳，故见失眠。本方以逍遥散合柴胡加龙骨牡蛎汤加减，以达疏肝健脾、养血安神之功。柴胡加龙骨牡蛎汤出自《伤寒论》："伤寒八九日，下之，胸满，

青囊传薪 临证实录

烦惊，小便不利，谵语，一身尽重，不可转侧者，柴胡加龙骨牡蛎汤主之。"本患者素体阴血不足，加之误治后调护不慎，阴血亏耗，不能荣养心神，虚阳上越，故以本方治之。但其本在肝血不足，肝木克伐脾土，故予逍遥散疏肝健脾养血。再配伍天麻祛风通络，久病易留瘀，故予丹参、延胡索养血活血。经治后症状好转，效不更方，据病情加用"二仙"补肾益气。

案七 　门诊病历

陈某，男，28岁。2022年4月18日初诊。

因"头晕4月，加重1周"就诊。患者诉4月前出现头晕、头部沉重，严重时头晕倒地，遂到当地医院就诊，未明确诊断。近1周来头晕加重。刻下症：头晕，头部沉重，甚则头晕倒地，伴疲倦乏力，身冷，手足冷，身沉重，下肢肌肉震颤，大便稀溏。舌淡、肥大、苔水滑，脉沉。

诊断：眩晕。

辨证：脾肾阳虚，水湿泛滥。

治法：温阳利水。

方药：真武汤加味。

处方：制附子12g（先煎30分钟），生姜10g，白术15g，茯苓30g，白芍10g，怀牛膝12g。

共14剂，水煎服，每日1剂，

2022年5月3日二诊：患者诉上述症状明显好转，未再出现头晕倒地，自觉精神良好，体力改善。守方30剂，症状消退。

按语

患者头晕，头部沉重，身沉重，大便溏，是因脾肾阳虚、水湿泛滥所致，《伤寒论》记载："少阴病，二三日不已，至四五日，腹痛，小便不利，四肢沉重疼痛，自下利者，此为有水气。其人或咳，或小便利，或下利，或呕者，真武汤主之。"头晕倒地，下肢肌肉震颤，乃脾肾阳虚，浊阴上泛，清阳不升所致。身冷，手足冷，舌淡、肥大、苔水滑、脉沉，均由脾肾阳虚，水湿不利所致，故用真武汤治疗。方中附子温补肾阳，白术燥湿健脾，茯苓利水渗湿，生姜温散水气，白芍利小便，止腹痛，加怀牛膝引水下行，全方共奏温补肾脾阳气、祛水利湿之功。

● 头痛

刘某，女，71岁，退休教师。2021年6月3日初诊。

因"头痛1年"就诊。患者诉1年前因生气后出现头痛，伴失眠心烦，测血压正常，服各种止痛药无效，在外院行颅脑CT、脑电图检查，均未见明显异常。刻下症：头痛头晕，失眠心烦，焦虑，纳差，双眼干涩，二便可，舌质淡红、苔薄黄、脉细弦。

诊断：头痛。

辨证：脾虚肝郁。

治法：调和肝脾。

方药：逍遥散合桑麻丸加减。

处方：天麻9g，川芎9g，细辛4g，白芍15g，桑叶15g，芝麻18g，当归9g，柴胡9g，茯苓12g，白术12g，炙甘草4g，牛膝12g，百合24g，藁本9g，牡蛎18g，生麦芽12g。

共14剂，水煎服，每日1剂，每剂加生姜2片同煮。

2021年7月1日二诊：患者诉睡眠明显改善，双眼干涩好转，头痛时有发作，多在情绪不畅时出现。舌质淡红、苔薄，脉弦。前方去桑麻丸，予逍遥散加减调和肝脾。

处方：天麻9g，川芎9g，细辛3g，白芍15g，当归9g，柴胡9g，茯苓12g，白术12g，炙甘草4g，牡蛎15g，蔓荆子9g，葛根12g，威灵仙

12g，钩藤 9g（后下），延胡索 9g。继服 14 剂。

2021 年 7 月 15 日三诊：患者诉头痛发作次数较前明显减少，情绪、睡眠较前明显改善。舌淡红、苔薄，脉弦。前方去牡蛎、钩藤，加藁本 9g、百合 24g。继服 14 剂。

按语

头痛的病位在头，涉及脾、肝、肾等脏。清阳阻抑，气血逆乱，脉络瘀阻，脑失所养是头痛的主要病机。本案患者由于平素性急，肝失疏泄，肝血虚则不能柔肝养肝，肝失濡养则头痛目涩，肝阳升发之气不能疏泄于中，木郁克土，中焦呆滞，脾失健运，气血化源不足，使脑髓失养、脉络失荣。逍遥散为疏肝解郁、调和肝脾之良方，方中柴胡疏肝理气，白芍、当归养血柔肝，共治其本；再配伍川芎、蔓荆子、藁本祛风活血止痛；白术、茯苓健脾祛湿，使运化有权，气血有源；天麻既息肝风，又平肝阳，为治眩晕、头痛之要药；生麦芽健脾和胃，疏肝行气；牡蛎平肝潜阳；威灵仙其性善行，能通行十二经络，具有镇静止痛作用；桑麻丸方源自《寿世保元》，又名"扶桑至宝丹"，有补益肝肾、养血明目之功，主治肝阴不足或肝肾阴虚所致头晕眼花、眼干及皮肤干燥、脱发等，晋师在治疗肝肾亏虚伴有明显眼部症状时常配伍使用，如双眼干涩、两眼昏花、视物不清，甚则视细小文字或图案不适。

案二　　　　　　　门诊病历

唐某，女，72 岁。2020 年 1 月 7 日初诊。

因"头痛半年"就诊。患者诉半年前出现头顶、前额疼痛，曾于外院诊治，无明显疗效。头颅 CT 检查未见明显异常。刻下症：颠顶、前额冷痛，神倦，面色白，口不渴，吐涎沫，大便偏稀。舌淡、苔白，脉沉。

诊断：头痛。

辨证：阳虚寒凝。

治法：温阳散寒止痛。

方药：吴茱萸汤合桂枝汤加减。

处方：党参 12g，吴茱萸 9g，大枣 15g，桂枝 9g，天麻 9g，川芎 9g，细辛 3g，白芍 15g，炙甘草 6g，淫羊藿 24g，仙鹤草 24g，生姜 4 片。

共 7 剂，水煎服，每日 1 剂。

1 周后复诊：症状大减，效不更方，继服 7 剂，症状全消。

按语

《伤寒论》记载"干呕，吐涎沫，头疼者，吴茱萸主之""少阴病，吐利，手足厥冷，烦闷欲死者，吴茱萸汤主之"。本案患者头痛部位为颠顶、前额，均为厥阴、阳明头痛之处，故予吴茱萸汤温阳散寒，配伍桂枝汤调和营卫补中焦，淫羊藿、仙鹤草补虚，天麻、川芎、细辛通络，吻合病机故效显。

案三　　门诊病历

李某，女，48 岁。2023 年 7 月初诊。

因"反复头痛 4 月余"就诊。患者诉 4 月前受凉后出现头痛、恶寒，无恶心呕吐、耳鸣等不适，自服药物（具体不详）后缓解，未予重视；其后上述症状反复发作，进行性加重，遂于当地医院就诊，考虑"神经性头痛"，予"丁苯酞"等药物治疗后，症状仍反复。刻下症：间断头痛，发作无规律，以胀痛为主，自行拍打头部后可缓解，无头晕、耳鸣，无恶心呕吐，月经不规律，量少，食欲尚可，睡眠差，小便基本正常。舌红、苔腻，脉涩。

诊断：头痛。

辨证：瘀血阻滞。

治法：活血化瘀止痛。

方药：血府逐瘀汤加减。

处方：柴胡 9g，枳壳 9g，当归 9g，首乌藤 15g，丹参 12g，白芍 12g，桃仁 9g，川芎 9g，延胡索 9g，淫羊藿 18g，炙甘草 4g，红花 9g，牛膝 12g，葛根 12g，生地黄 15g。

共 14 剂，每日 1 剂，水煎服。

1 月后复诊：患者诉头痛明显好转，发作次数减少，怕冷，食欲、睡眠尚可，大小便基本正常。舌淡红、苔白，脉细。前方去首乌藤、丹参、桃仁、牛膝，加党参 18g、炒白术 15g、桂枝 9g、黄芪 24g。继服 14 剂。

按语

历代医家认为头痛与风、痰、火、瘀等相关，晋师在总结前人理论的基础上认为长期头痛者多瘀、多痰、多虚。本案患者为中年女性，工作劳累加之调护不慎，致内伤气血。外感致病，太阳经先受之，头项为足太阳膀胱经所过，风寒收引，故见头痛；虽经服药后症状缓解，但邪毒未尽，加之素体不足，邪毒留驻，久病成瘀，不通则痛，故见头痛反复发作；瘀血留驻，经拍打瘀血暂散，故头痛可缓解。故予血府逐瘀汤活血化瘀通络。方中丹参、延胡索活血止痛；病位在上，取葛根之升提，引药上入头部；再配伍淫羊藿补肾温阳，温通经络。经治疗后，标之血瘀散除，症状较前好转，当转而治其本，究其病因，为气血不足，气虚血瘀，故在原方基础上减用化瘀之牛膝、丹参等药物，加用党参、炒白术、黄芪、桂枝益气温阳扶正治本，经治疗患者症状明显改善，嘱其合理调护，不适随诊。

● 颤证

案一　　　门诊病历

冯某，女，64 岁。2023 年 2 月初诊。

因"头部不自主抖动伴失眠 3 年余"就诊。患者诉 3 年前无明显诱因出现头部不自主抖动，伴有失眠症状，于外院就诊考虑"帕金森病"，经治疗（具体不详）后症状缓解不明显。刻下症：头部不自主抖动，失眠，入睡困难，头晕、头胀，偶有心悸，口苦，口臭，口干不喜饮，食欲尚可，大便溏，小便基本正常。舌淡、苔白腻，脉沉濡。

诊断：颤证。

辨证：心肾不交，痰蒙神窍。

治法：交通心肾，化痰开窍。

方药：交泰丸合温胆汤加减。

处方：黄连 9g，肉桂 4g，首乌藤 30g，知母 9g，酸枣仁 24g，延胡索 12g，远志 9g，百合 30g，半夏 12g，陈皮 12g，茯苓 12g，炙甘草 4g，枳实 12g，竹茹 12g，丹参 15g。

共 28 剂，每日 1 剂，水煎服。

1 月后复诊：头部不自主抖动较前减轻，睡眠、头晕、口臭症状改善，仍觉口干。舌淡、苔白稍腻，脉沉细。前方去竹茹，加炒白术 12g、补骨脂 12g、桑寄生 15g、枸杞子 12g、杜仲 15g。继服 14 剂。

按语

患者老年女性，脏腑功能渐亏，加之自身调护不慎，嗜食肥甘厚腻，痰浊内生，痰浊导致气机不畅，故可见头部不自主抖动，予温胆汤豁痰开窍。痰浊中阻，津液气化不利故见口干，蕴久发热熏浊胆汁，故见口苦，可见痰浊已有化热之征象，故配伍黄连成黄连温胆汤，以清其热，并配伍知母、百合清热养阴。晋师在用黄连温胆汤时，若患者还有不寐的表现，常加一味肉桂，组成交泰丸，药方取黄连苦寒，入少阴心经，降心火；取肉桂辛热，入少阴肾经，暖水脏；寒热并用，既防寒凉药伤及脾胃阳气，又交济水火、调和阴阳，阴阳调和则可入眠。经治后痰浊较前缓解，脉之濡象消失，变为沉细，考虑素体肝肾不足所致，加用补骨脂、桑寄生、枸杞子、杜仲补益肝肾填精，改用白术健脾化痰，余调整药物剂量，经治后症状缓解。

何某，男，49岁。2022年11月初诊。

因"腿部不自主活动3年余"就诊。患者诉3年前出现腿部不自主活动，伴情绪紧张焦虑，未予重视，其后症状进行性加重，遂于外院就诊，诊断为"不宁腿综合征"，考虑焦虑导致，予口服抗焦虑药物（具体不详）治疗后，症状未见缓解，后自行停药，间断口服中药及针灸治疗，症状无改善。刻下症：神清，精神尚可，安静时双下肢不自主活动，紧张及焦虑时明显，注意力分散时好转，偶有抽搐，无胸痛、胸闷，无恶心呕吐，无头晕、头痛，偶有恐惧，自觉乏力、气短、怕冷，口干，食欲尚可、睡眠差，大小便基本正常。舌淡、苔白，脉弦细。

诊断：颤证。

辨证：肝肾不足，营血亏虚。

治法：温补肝肾，滋血养营。

方药：当归补血汤合桂枝加龙牡汤加减。

处方：黄芪24g，当归9g，大枣15g，牛膝12g，熟地黄24g，山茱萸12g，龙骨24g（先煎），牡蛎24g（先煎），桂枝12g，炙甘草9g，菟丝子15g，砂仁3g（后下），木瓜15g，白芍15g，巴戟天15g，首乌藤18g，山药24g，龙眼肉12g，生姜2片。

共28剂，每日1剂，水煎服。

1月后复诊：下肢不自主活动明显减少，恐惧、紧张、焦虑感消失，仍时有失眠，舌淡苔白，脉细，前方加百合24g，续服28剂。

按语

患者中年男性，肝肾功能渐亏，肾主骨，肝主筋，肝肾不足，不能荣养，加之自身调护不慎，营血亏虚，阳不内守，虚风内动，引动下肢，故见不自主震颤。血虚不能荣养，故见乏力、气短。心血失养，阴阳不相顺接，故见失眠、焦虑。晋师认为，男子六八后，肝肾功能亏虚为主要生理改变，肝主藏血、主荣筋，肾主骨生髓，且为肝之母，肝肾不足，肝血不足则不能荣养，肝阴不足则肝阳上亢，故中老年男性肢体震颤类疾病多养血、补益肝肾。本案予当归补血汤合桂枝加龙牡汤补血兼调和阴阳，此方实际为四方合方，当归补血汤补气养血，气行则血行；桂枝加龙牡汤，此方出自《金匮要略》，治疗虚劳、目眩发落、心悸等，具有调和阴阳，潜镇摄纳的作用，晋师常用此方治疗表现为不自主颤动的疾病；黄芪桂枝五物汤，益气温经、和血通痹，凡有四肢疾患，常可配伍使用；左归丸，补肝肾之阴，再配伍砂仁防药物滋腻太过；久病必兼瘀，故配伍木瓜通经活络，首乌藤、龙眼肉养血安神。诸药合用，共奏补益肝肾、滋血养营之功。

● 癫狂

姜某，男，65岁，中学退休教师。2013年3月9日初诊。

因"反复噩梦不醒、癫狂、手舞足蹈1周"就诊。患者于1周前开始出现夜间睡眠时噩梦，呼之不醒，口中高声似骂詈，手舞足蹈，如有鬼神附体。每次发作持续10～20分钟，后可自行停止，第二日醒后如常人，对梦中之事毫无记忆。于神经内科（不详）治疗后症状未缓解。患者糖尿病病史10年；肺癌病史3年，靶向药治疗中，近期在上海某三甲医院行头颅磁共振检查，未见肿瘤细胞转移及其他病变。刻下症：神清，交谈自如，头闷胀，食纳可，大便干结。舌暗、边有瘀点、苔白厚腻，舌下脉络瘀曲，脉弦涩。

诊断：癫狂。

辨证：痰瘀互结，闭阻神窍。

治法：化痰逐瘀，开窍醒神。

方药：血府逐瘀汤合温胆汤加减。

处方：桃仁 15g，当归 12g，川芎 9g，生地黄 15g，红花 9g，枳壳 9g，竹茹 12g，茯苓 12g，陈皮 12g，半夏 12g，赤芍 9g，柴胡 3g，炙甘草 3g，桔梗 6g，川牛膝 15g，石菖蒲 24g，远志 6g，琥珀 6g，全蝎 6g（冲服），生姜 3 片，葱白 2 根（后下）。

共 5 剂，水煎服，每日 1 剂。

2013 年 3 月 17 日诊，患者家属诉服完第一剂药后症状明显改善，仅发作一次，发作时呓语，口中哼哼如唱歌，上肢在空中乱划约两分钟，发作时间共约 5 分钟即止。辨证方向正确，效不更方，再进 5 剂。

2013 年 3 月 25 日三诊，患者家属诉此次服药期间未再发作。舌边瘀点消失，苔白，脉弦。继续以原方去半夏、葱白，减桃仁至 12g、红花至 6g，再进 7 剂，煎服法同前，巩固疗效。电话随访此证未再发作。

按语

此案患者以反复噩梦不醒，癫狂舞蹈，口中高声似骂詈，如有鬼神附身，呼之不醒为主要表现。头颅磁共振排除颅内占位，舌暗边有瘀点，苔白厚腻，舌下脉络瘀曲，脉弦涩。晋师认为此证乃痰瘀互结、闭阻神窍所致。患者乃肿瘤、糖尿病患者，久病必有痰，久病必有瘀，法当化痰祛瘀、开窍醒神。方中石菖蒲、远志乃开窍醒神之最佳搭配，葱白中空，取象比类，可通神窍，在方中应用最显神奇，真可谓一剂知、二剂已，效如桴鼓。

● 痴呆

杨某，4岁。初诊日期：2012年3月20日。

患儿出生后不久即被诊断为"脑性瘫痪"，目前智能低下，发育明显迟于正常同期年龄小儿，不能言语，不能行走，长期于我院行康复理疗。刻下症：食欲一般，夜间有哼唧声，睡眠欠佳，盗汗。舌质红、少苔，脉细。患儿父母抱其前来就诊，大便每日1次，成形，夜尿3~4次。

诊断：小儿痴呆。

辨证：肾精亏虚。

治法：补肾固精。

方药：当归六黄汤加减。

处方：熟地黄9g，生地黄9g，牡蛎15g，黄芩1g，陈皮2g，砂仁2g（后下），当归6g，黄连1g，黄柏1g，山茱萸6g，桂枝5g，白芍6g，大枣5g，炙甘草2g，益智仁2g，黄芪12g。

共14剂，每两日1剂，每日分3次温服，嘱患儿多食用铁棍山药。

2012年4月25日二诊：患儿家属诉患儿可咿咿呀呀发声及用手指物体，盗汗减少，夜间小便次数减少至1次。予六味地黄汤合焦三仙加减。

处方：熟地黄9g，生地黄9g，山茱萸6g，山药18g，陈皮2g，益智仁2g，泽泻9g，牡丹皮6g，茯苓12g，栀子3g，炒麦芽9g，炒谷芽9g，白芍6g，神曲9g，焦山楂9g，丹参6g，大枣9g，黄连1g，炙甘草3g，砂仁1g（后下）。

共14剂，每两日1剂，每日分3次温服，服药前可加少许红糖调味。

2012年5月29日三诊：患儿目前基本无夜尿，偶有盗汗，可咿咿呀呀发声且有所指，可自行端拿水杯、吸管饮水。予当归六黄合桂枝龙骨牡蛎汤加减。

处方：熟地黄 9g，生地黄 9g，龙骨 15g，牡蛎 15g，黄芩 1g，益智仁 2g，连翘 2g，山茱萸 6g，陈皮 2g，砂仁 2g（后下），当归 6g，桂枝 5g，大枣 12g，炙甘草 2g，黄芪 12g，炒麦芽 9g，炒谷芽 9g，白芍 6g，枳壳 3g。

共 14 剂，每日 1 剂，分 3 次温服，继续多食用铁棍山药。

按语

小儿生长发育迟缓属五迟范畴，其主要症状除站立不稳、言语迟缓外，常表现为身体发育差，易于汗出，心肾气血俱虚之象。《医宗必读·汗》言："汗者，心之液也，而肾主五液，故汗证未有不由心肾虚而得者……肾阴衰不能内营而退藏，则内伤而盗汗。"晋师故先以当归六黄汤滋阴养血、固表止汗，防止汗出过多进一步耗损心阴、肾阴。该患儿天生发育不良，智能低下，肾主精生髓，属于先天禀赋不足，肝肾精血亏虚，故汗止后选用六味地黄汤以补益肝肾、填精益髓。小儿多"脾常不足"，且生地黄、熟地黄偏滋腻有碍脾胃运化，故晋师配伍砂仁醒脾和胃，引诸药入肾，焦三仙消食健脾开胃，枳壳行气消滞。

● 中风

案一　　　　　　　　　门诊病历

龙某，男，73 岁，农民。2016 年 8 月 20 日初诊。

因"右侧肢体瘫痪 1 月伴肿胀 10 天"就诊。患者 1 月前患左侧脑梗死，心肌梗死，继而右侧肢体瘫痪，在某三甲医院住院治疗 1 月出院，出院口服倍他乐克 95mg，每日 1 次，氯吡格雷 75mg，每日 1 次，阿托伐他汀钙 20mg，每日 1 次。近 10 天右侧上、下肢出现肿胀，遂来寻求中医治疗。刻下症：神志清楚，语謇，疲倦，右侧手背、右小腿、足背出现肿胀，但未见发红、发热症状，按之凹陷，举手即起，小便少，舌淡、肥大、苔白，舌下静脉轻度曲张，脉虚涩，右上肢肌力 1 级，右下肢肌力 2 级。

诊断：中风后遗症，水肿。

辨证：气虚血瘀，瘀水互结，水湿不利。

治疗：益气温阳，活血通络，利水消肿。

方药：自拟补阳还五虫藤饮汤合五苓散加减。

处方：黄芪 60g，桃仁 9g，红花 9g，当归尾 12g，川芎 9g，赤芍 9g，地龙 12g，鸡血藤 30g，丹参 20g，蜈蚣 2 条，全蝎 5g，水蛭 5g，茯苓 30g，猪苓 15g，泽泻 15g，白术 20g，桂枝 10g，甘草 6g。

共 5 剂，水煎服，每日 1 剂。加强功能锻炼，家属扶患者慢步行走。

2016 年 8 月 26 日二诊：疲倦减轻，右侧手背、右小腿、足背肿胀减轻，舌淡、肥大、苔白，舌下静脉轻度曲张，脉虚涩，右上肢肌力 1 级，右下肢肌力 2 级。治疗：益气温阳，活血通络，利水消肿。前方加仙茅 15g、淫羊藿 15g、川牛膝 15g。共 10 剂，煎服法同前，

2016 年 9 月 7 日三诊：疲倦，右侧手背、右小腿、足背肿胀消除，舌淡、肥大、苔白，舌下静脉轻度曲张减轻，脉虚涩，右上肢肌力 1 级，右下肢肌力 2 级，治以益气温阳、活血通络、补肝强筋，用补阳还五汤合虫藤饮加减。上方去茯苓、猪苓、泽泻、白术，加桑寄生 20g、续断 30g，黄芪用量加至 90g。煎服法同前。

以此方为主方加减服用 100 余剂后，语謇好转，右上肢肌力 1 级，右下肢肌力 3 级，患者能拄拐行走。

按语

中风后遗症的患者，大多肢体有不同程度瘫痪，活动受限，气血运行不畅，久之肢体便会出现不同程度水肿，《金匮要略·水气病脉证并治第十四》："经为血，血不利则为水，名曰血分。"晋师针对这一病机，通过益气温阳、活血通络、利水消肿，用自拟方补阳还五虫藤饮和五苓散治疗。

五苓散能促使全身停留在组织间隙的水分进入血液中，消除身体水肿，补阳还五虫藤饮则通过益气活血、化瘀通络，促使血液运行通畅，血脉通利，肢体瘫痪减轻、水肿消除，提高中风后遗症患者的生活质量。

案二 门诊病历

李某，男，48岁。2023年7月初诊。

因"脑梗死后肢体活动不利1年余"就诊。患者述1年前无明显诱因出现左侧肢体无力，遂于重庆市某医院就诊，考虑"急性脑梗死"，予对症治疗后出院，遗留左侧肢体活动不利。7月前再次因活动不利加重住院治疗，左侧肢体活动不利较前明显，间断于外院行中药、针灸及康复等治疗，症状缓解不明显，今为求进一步诊治就诊。刻下症：左侧肢体活动不利，神志清楚，言语欠流利，稍觉头晕，偶有咳嗽，无头痛，无恶心呕吐，食欲可，睡眠欠佳，大便黏滞不爽，小便基本正常。舌红、苔腻，脉滑数。既往长期吸烟史、饮酒史，自患病后均已戒。高血压病、高脂血症病史多年。

诊断：中风。

辨证：痰湿蕴结。

治法：化痰祛湿。

方药：温胆汤加减。

处方：半夏12g，炙甘草3g，浙贝母3g，牡蛎18g，仙鹤草24g，地龙4g，陈皮12g，枳实9g，白芥子3g，山药24g，枇杷叶15g，僵蚕12g，茯苓12g，细辛3g，竹茹12g，薏苡仁24g，百部18g。

共28剂，每日1剂，水煎服。

二诊：两月后复诊，左侧肢体活动不利稍缓解，神志清楚，言语欠流利，未诉头晕，无头痛，无恶心呕吐，食欲可，睡眠欠佳，大小便基本正常。舌红、苔稍腻，脉细滑。辨证准确，继以前方加减。前方去枇杷叶、百部，加白术15g、黄芪45g、当归12g。共28剂，煎服法同前。

按语

中风病首见于《黄帝内经》，又称"卒中""薄厥""偏枯"，其临床以突然昏仆、半身不遂、口舌㖞斜、言语謇涩等为主症。晋师引《黄帝内经》"邪之所凑，其气必虚"理论认为本病以本虚标实为多。此患者为中老年男性，脏腑功能渐亏，既往长期嗜食肥甘厚腻，过食醇酒，致使脾胃受伤，脾失运化，痰浊内生，为其基础，发病时多有用力过度、气候骤变等诱因，用力致气泻，寒性收引，从而致痰湿蕴结、脑脉痹阻而发病。患者素有脾虚之本，结合脉象考虑痰浊标实为主，故予温胆汤化痰为君，僵蚕祛风引药上行，地龙活血化瘀，浙贝母、白芥子、牡蛎、薏苡仁化痰祛湿散结，山药、仙鹤草健脾益气，百部、枇杷叶化痰止咳对症治疗。经治后痰浊较前明显减轻，舌脉中痰浊之象减轻，故后方在化痰基础上减用百部、枇杷叶等药物，加用黄芪、当归、白术健脾益气养血治疗，以达标本兼顾之理，后期加以适当调理便可缓慢恢复。

● 痉病

申某，男，28岁。2023年4月4日初诊。

因"反复发作不自主抽动近20年，加重1年"就诊。患者述自八九岁时开始出现不自主抽动，语调异常，呈暴发式语言，偶有怪叫。多年来多方就诊，西医诊断为"多动症"，症状时轻时重。1年前因感情问题，症状加重。刻下症：自觉上热下冷，消化不良，腹胀，易便秘，脚冷。入睡困难、早醒。舌淡、苔薄，脉弦。

诊断：痉病。

辨证：风痰上扰。

治法：镇惊解郁，化痰安神。

方药：柴胡加龙骨牡蛎汤加减。

处方：藿香9g，紫苏9g，桂枝9g，白芍15g，大枣15g，炙甘草9g，柴胡12g，半夏12g，党参15g，黄芩3g，酸枣仁12g，干姜4g，丹参12g，乌药68g，淫羊藿18g，龙骨24g，牡蛎24g，生姜2片。

共14剂，水煎服，每日1剂，分3次温服。

电话随访，患者诉服药后症状明显好转。

按语

本例患者起病于幼年。其发病或因于内（学业压力大、性情久郁不解），或因于外（外伤等致痰瘀内结），治疗该病的关键是化痰疏郁。晋师采用柴胡加龙骨牡蛎汤治疗，方中柴胡轻清升散、疏畅气机郁滞，为主药；半夏化痰降逆、散结消瘤；无明显积滞，故去大黄，留黄芩苦寒，擅长清泄胆腑邪热，为辅药；龙骨、牡蛎镇惊安神；丹参入心经、养血活血；党参、酸枣仁养心安神；桂枝通行阳气，合白芍调理气血；藿香、紫苏祛湿宽中理气；干姜、乌药温脾肾则痰无所生。现代此方也用来治疗情志因素引起如失眠、郁证、遗精、癫痫、帕金森病、妄动等疾病。

另《黄帝内经》中呼、笑、歌、哭、呻合称为五声，角、徵、宫、商、羽合称为五音。肝，在声为呼，应角，其声呼以长。按患者表现，考虑属"呼"，需重点治肝。

• 脾胃系疾病 •

《素问·灵兰秘典论》云"脾胃者，仓廪之官"，明确认识到脾胃乃机体生、长、化、收、藏之源泉，而尊为"后天之本"，气血生化之源。脾胃位居中焦，气机失司则百病生。俾气机斡旋，其升降功能复常，方能自行仓廪之职。脾主运化，主升清，主统血，主肌肉，主四肢；胃主受纳、腐熟水谷，主通降。脾为太阴之脏，喜温燥而恶寒湿，得阳气温煦则运化功能正常；胃为多气多血之腑，有喜润恶燥之性，需阳气蒸化，津液濡润，方能维持腐熟水谷、通降下行之常。脾胃互为表里，一纳一化，一升一降，燥湿相济，共同完成水谷受纳、精微化生、输布及升降等功能。善治脾胃之疾者名医辈出，攻下、温补、养阴诸法，或抑或扬，本无定则，然无不以流通脾胃气机为要旨。

晋师临床上非常重视调理和顾护脾胃，其主要思想如下：

1. 晋师将顾护脾胃贯穿于疾病治疗、康复的整个过程。"四季脾旺不受邪"只有脾气健旺，方能元真通畅，邪不可干。他认为多种因素均可影响脾胃的正常生理作用，如情绪变化、饮食不节、盲目进补等均可损伤脾胃功能，影响饮食水谷的吸收和运输，加重脾胃负担，损伤脾胃功能。另外，由于饮食和药物均是通过脾胃的消化吸收而发挥作用的，如果脾胃功能减退或者胃气衰败，那么摄入的饮食则不能化生为人体生命活动所需的水谷精微，药物也不能作用于人体发挥治疗作用，患者预后往往很差，这也恰好反映了"有胃气则生，无胃气则死"的思想。

2. 注重升清降浊。脾为阳土，升为健运，胃为阴土，降为和畅。脾升胃降则清阳得升，以养五脏六腑、四肢百骸；浊阴得降则废物得以排出体外。晋师常言"升清则降浊，浊降则清升"，故临床治疗胃气上逆如呃逆、呕吐、胃食管反流等气机上逆的疾病，常配伍枇杷叶、旋覆花、大黄等降气下浊的药物；治疗便秘、肠梗阻、小便不通等疾病，常配伍升麻、葛根、柴胡等升药。浊降则清自升，清升则浊自降。

3. 胃以通为用，以降为顺。单就胃病而言，胃为水谷之腑，"六腑者传化物而不藏"，以通为用，以降为顺。和降是胃生理特点的集中体现。而胃病的病机突出在一个"滞"字，晋师认为，胃失舒展通降之性，则气机塞滞，水反为湿，谷反为滞，形成气滞、血瘀、湿阻、食积、痰结、火郁等实滞，治疗要注重在一个"通"字。六腑以通为顺，六腑以通为补，总以开其郁滞，调其升降为目的，调畅气血，疏其壅塞，消其郁滞。

4.用药既避苦寒以免伤胃，又避滋腻以免碍脾。晋师临床用药慎用苦寒，因其认为苦寒药伤胃又伤阳，因此若需清热，则常用甘寒药，如石膏、蒲公英等，若用苦寒药则剂量宜小，或配伍一些温药。若用滋腻之补药，亦常配伍行气理气药物如砂仁、陈皮，以防滋腻碍脾。

● 胃痛

案一　　　　　　　门诊病历

张某，男，45岁，干部，四川邻水人。2012年4月12日初诊。

因"反复胃痛半年"就诊。患者诉半年前出现中上腹部疼痛，呈隐痛，在当地医院行胃镜检查提示"慢性胃窦炎、十二指肠溃疡"，予抗炎抑酸、保护胃黏膜（具体不详）等治疗，症状缓解不明显。刻下症：中上腹隐痛，呈"饥饿—疼痛—进食加重—缓解"的规律性隐痛，小便正常，大便稀溏。舌淡、边有齿痕、苔白腻，脉沉。

诊断：胃痛。

辨证：寒热错杂。

治法：寒热并用，辛开苦降，理气和胃。

方药：小建中汤合半夏泻心汤加减。

处方：藿香9g，紫苏梗9g，桂枝9g，白芍15g，大枣15g，高良姜6g，黄芩3g，干姜3g，党参24g，黄连5g，肉桂6g，半夏12g，陈皮9g，延胡索9g，益智仁5g，连翘6g，蒲公英18g，饴糖30g，生姜3片。

共5剂，水煎服，每日1剂，分3次温服。忌生冷、不易消化食物。

2012年4月16日二诊：患者诉腹痛明显缓解，大便成形，小便正常。舌淡、边有齿痕、苔白微腻，脉沉。此为在里寒热之邪渐缓，脾胃虚寒得以温补，升降功能渐复，仍当守前法，但清热之品剂量宜酌减。前方黄芩减为 2g，黄连减为 4g，延胡索减为 6g，陈皮减为 3g，蒲公英减为 15g，饴糖减为 24g，生姜减为 2 片。继服 5 剂。

2012 年 4 月 21 日三诊：患者诉腹痛痊愈，大便成形，小便正常。舌淡、边有齿痕、苔薄白，脉微沉。前方去高良姜、肉桂，加山药 24g、丹参 15g。继服 5 剂。服完药后诸症消失，病愈。

按语

本案重在温中补虚，温补同用，寒热并调，使脾胃健而痰浊自化，肠胃通调顺畅而浊邪难留，脾胃之升降功能得以恢复。晋师治病常主张主病用主方，辨证选药。他认为当今脾胃病多由于患者饮食不当或自行不规范用药而成寒热错杂之证，多属杂病，必宗"寒温并用"之旨，使脏腑阴阳平调，脾胃升降功能恢复，气机如常而病方自愈。

案二 ——————— 门诊病历

高某，女，59 岁，教师。2021 年 5 月 18 日初诊。

因"胃脘胀痛 2 周"就诊。患者诉胃脘胀痛，嗳气，伴眼干，口干口苦，胸背部麻木疼痛，情志不畅，眠差，每晚 9 点入睡，凌晨易醒，醒后难以入睡，大便干如羊屎样，小便正常。舌暗红，有齿痕，苔白腻。既往有甲状腺结节、乳腺结节病史。

诊断：胃痛。

辨证：肝脾不调。

治法：调和肝脾，疏肝解郁。

方药：逍遥散合柴胡加龙骨牡蛎汤加减。

处方：生麦芽 15g，白芍 15g，当归 9g，柴胡 9g，茯苓 12g，炒白术 12g，炙甘草 4g，紫苏梗 9g，延胡索 9g，半夏 12g，党参 12g，黄芩 3g，干姜 3g，大枣 12g，龙骨 24g，牡蛎 24g，百合 24g，丹参 9g。

共 14 剂，水煎服，每日 1 剂，每日 3 次。

2021年6月3日二诊：胃胀痛明显减轻，胸背部麻木感基本消失，睡眠改善，夜间可入睡约5小时，大便仍偶有羊屎样干结。前方去党参，加淫羊藿18g、益智仁6g、蒲公英18g。继服14剂。

2021年6月22日三诊：情绪改善，饮食可，大便质软，口干口苦减轻，夜间睡眠进一步改善。前方去百合、淫羊藿、蒲公英，加茜草12g、香附9g、杜仲12g。继服14剂。

按语

该患者为中老年女性，绝经后肝郁脾虚、肝脾不调是常见证型。虽然该患者以胃脘胀痛为主证，易误导医者往胃病方向思考，着重治疗胃，实则该患者为肝脾不调。患者平素情绪不畅，既往有乳腺结节、甲状腺结节等病史，结合教师职业思虑多等均可导致肝脾不调、气机不畅，并致其胸背部麻木；阴津亏耗，致使大便干结。晋师喜用柴胡龙骨牡蛎汤治疗更年期综合征、神经症等非实非虚之"第三状态"。肝喜条达、恶抑郁，方中柴胡疏肝解郁，使肝气得以条达；当归、丹参养血和血；白芍养血敛阴，柔肝缓急；白术益气健脾，使气血有源；生麦芽以疏肝理气；百合、龙骨、牡蛎安神助眠。全方合用，共奏调和肝脾、疏肝解郁之功效。

案三　　　　　　门诊病历

罗某，女，66岁。2022年6月2日初诊。

因"反复胃痛、胃胀10余年，复发1周"就诊。患者诉10余年前无明显诱因出现胃痛、胃胀。到外院行胃镜检查提示"慢性胃炎"，服用西药、中药治疗（具体不详）后，症状可缓解。1周前因饮食不规律后再次出现上述症状。刻下症：胃痛、胃胀，呈隐痛，喜按喜温，时有反酸、烧灼感，倦怠乏力。苔白稍腻，脉细滑。

诊断：胃痛。

辨证：脾胃虚弱兼有痰湿。

治法：健脾益气，燥湿化痰。

方药：六君子汤加减。

处方：半夏12g，党参15g，陈皮9g，茯苓12g，炒白术12g，藿香9g，紫苏梗9g，益智仁5g，连翘6g，蒲公英18g，仙鹤草24g，延胡索9g，山药24g，炒麦芽12g，炒谷芽12g，枇杷叶15g，生姜3片。

共14剂，水煎服，每日1剂。

2022年6月30日二诊：胃痛、胃胀明显减轻，偶有隐痛，无烧灼感、反酸，长期睡眠欠佳、梦多，近期活动后汗多，乏力。舌淡红、苔薄白，脉细弱。患者症状较前明显好转，饮食不当时仍偶有隐痛。

辨证：心脾不足，气血亏虚。

治法：益气补血，健脾养心。

方药：归脾汤合甘麦大枣汤加减。

处方：党参12g，黄芪15g，当归9g，炒白术12g，茯苓12g，桂枝9g，白芍15g，山茱萸12g，浙贝母3g，龙眼肉12g，酸枣仁12g，浮小麦30g，大枣12g，麦芽12g，炙甘草9g。

按语

胃脘痛病因病机多为虚实夹杂、寒热互兼，治疗该类病当虚实并治、寒温并调。六君子汤为临床治疗脾胃虚弱证的基本方，在此基础上加入山药、藿香、紫苏梗，可增强宽胸理气、醒脾和胃之功，延胡索理气止痛；连翘、益智仁，一寒一温，寒温并用，清热祛寒同行，对长期用药、寒热错杂者，效果尤为明显。蒲公英、枇杷叶亦清上焦之热，仙鹤草又名脱力草，有补虚止血之功。

本案患者初诊时补虚与祛邪并行，经治疗痰浊邪气祛除，二诊时以眠差、梦多为主要表现。用归脾汤加减以加强益气补血、健脾养心之功，合用甘麦大枣汤养心安神、补脾和中以止汗。

张某，女，45岁。2014年5月16日初诊。

因"胃脘部疼痛1月"就诊。患者诉1个月前出现胃痛，在外院诊断为"慢性浅表性胃炎"，予"口服奥美拉唑肠溶胶囊，铝碳酸镁咀嚼片"等治疗后症状缓解不明显，且出现咽干口燥，心烦失眠，便秘等症状。刻下症：胃脘阵发性疼痛，牵涉至两胁，游走痛，伴纳差，咽干口燥喜饮，失眠心烦，便秘。舌红、少苔，脉细弦。

诊断：胃痛。

辨证：肝胃不和。

治法：滋肝涵木，和胃止痛。

方药：滋水清肝饮合金铃子散加减。

处方：熟地黄18g，砂仁4g（后下），山药24g，山茱萸15g，茯苓12g，泽泻9g，牡丹皮9g，柴胡6g，白芍15g，当归12g，酸枣仁12g，山栀子3g，川楝子12g，延胡索9g，郁金9g，生麦芽12g，北沙参30g，石斛9g，玉竹12g。

共7剂，水煎服，每日1剂。

2014年5月26日二诊：胃痛牵涉胁痛、便秘症状明显改善，偶尔失眠心烦，咽干口燥。前方去川楝子、延胡索、郁金，继服14剂。

2014年6月16日三诊：患者诉诸症缓解，偶有失眠，以逍遥散加女贞子、墨旱莲、酸枣仁、熟地黄、砂仁疏肝补肾调理善后。

按语

本案因肝肾之阴不足，阴虚则火旺，木郁横逆犯土，故而胃痛牵涉至胁肋，胁肋为肝经所行。又因水不涵木，木郁火旺，热扰心神而见口干咽燥，心烦失眠，舌红少苔，脉细弦。阴虚肝郁，水不涵木，横逆犯土为此案之病机，故治疗当以滋水清肝饮加减滋水涵木，调肝和胃。首诊以熟地黄、山药、山茱萸补肾填精，健脾养肝，壮水制火；柴胡、栀子、牡丹皮清泻肝火；当归、白芍滋阴养血，血足才能化精；金铃子散、郁金疏肝清热，理气止痛；酸枣仁养心安神；沙参、石斛、玉竹、生麦芽养阴和胃消食。二诊因肝火横逆之势已去，胃痛牵涉胁痛症状缓解，故以前方去金铃子散、郁金。三诊时诸症缓解，偶有失眠，说明肝肾阴虚之主要矛盾得以调和，故以逍遥散加补肾之品以疏肝补肾解郁，宁心安神善后。此案中生麦芽为晋师用药之精要，有"见肝之病知肝传脾，当先实脾"之意，生麦芽入脾胃二经，不只有消食和胃健脾之效，更有升阳疏肝之功。

案五 门诊病历

蒋某，女，48 岁。2023 年 9 月 25 日初诊。

因"反复胃脘部疼痛 10 余年，加重 1 年"就诊。患者诉 10 年前生气后出现胃脘部近心处疼痛，服用镇痛药后症状有所缓解，但仍反复发作。1 年前因情绪因素导致疼痛加剧，服镇痛药无效，外院胃镜检查示：萎缩性胃炎伴肠化。予西药治疗（具体不详）无明显疗效。刻下症：胃脘部胀痛，偶有刺痛，痛有定处，按之痛甚，食后加剧，入夜更甚，消瘦倦怠，纳寐差，小便可，大便干结。舌紫暗、有瘀斑、苔白腻，脉弦涩。

诊断：胃痛。

辨证：脾胃肾虚，痰阻气滞血瘀。

治法：健脾益气补肾，理气祛痰化瘀。

方药：香砂六君子汤合丹参饮加减。

处方：丹参 9g，砂仁 3g（后下），檀香 4g，木香 5g，半夏 12g，陈皮 9g，茯苓 12g，炙甘草 4g，党参 12g，白术 12g，生麦芽 12g，海螵蛸 15g，蒲公英 18g，益智仁 5g，连翘 6g，仙鹤草 18g，枇杷叶 15g，生姜 2 片。

共 28 剂，水煎服，每日 1 剂，分早中晚温服。忌食生冷及糯米、汤圆等黏腻不易消化食物。

2023 年 10 月 16 日二诊：胃痛减轻，精神状态较前好，仍胃胀，纳寐差，小便可，大便干。舌紫暗、有瘀斑、苔白腻，脉弦涩。继续以香砂六君子汤加减。前方去砂仁、檀香、生麦芽、海螵蛸，加葛根 12g。继服 14 剂。

2023 年 11 月 8 日三诊：患者诉胀痛减轻，仍有胃脘部刺痛，纳寐欠佳，小便可，大便干结。舌紫暗、瘀斑减少、苔白腻，脉弦涩。前方去仙鹤草、蒲公英、枇杷叶、葛根，加檀香 4g、砂仁 3g、紫苏梗 9g、厚朴 9g。继服 14 剂。

2023 年 11 月 21 日四诊：患者诉偶有胃脘部刺痛、胀痛，口臭，纳寐差，小便可，大便干。舌紫暗、瘀斑减少、苔白腻，脉弦涩。前方去紫苏梗、厚朴，加蒲公英 18g、仙鹤草 18g、延胡索 9g。继服 14 剂。

2023 年 12 月 7 日五诊：胃脘部刺痛、胀痛减轻，口臭减轻，纳寐改善，小便可，大便干。舌紫暗、有少许瘀斑、苔白腻，脉弦涩。前方去延胡索，加乌药 6g。继服 14 剂。

按语

本案患者最初因情志因素致使肝郁乘脾，病久导致脾胃虚弱，治疗以扶正为主，兼以祛邪，方用香砂六君汤合丹参饮加减。《素问·水热穴论》记载"肾者，胃之关也"，肾为先天之本，脾胃为后天之本，胃痛日久不愈，多发展为脾肾两虚，久病及肾，治疗应兼顾脾肾，温肾以健脾之升运，滋肾以助胃之和降。晋师以此为据，常在治疗胃肠道疾病时加入益智仁、连翘，一收一散，一补一清，温补脾肾而不滞。

案六 门诊病历

何某，男，29 岁，医生。2022 年 5 月 10 日初诊。

因"胃脘部疼痛 1 年"就诊。患者诉平素工作繁忙，长期饮食不节，1 年前出现胃脘部疼痛，到某医院行胃镜检查提示"慢性胃窦炎、轻度萎缩性胃炎"，幽门螺杆菌检查阳性，予"口服瑞巴派特、铝镁加混悬液"

治疗后症状无明显改善。刻下症：胃脘部疼痛，伴有胃部灼热感，饥饿时疼痛明显，进食后可稍缓解，稍多进食即感胃胀、反酸，口气重，小便正常，大便稀溏，每日1次。舌淡红、边有齿痕、苔白腻，脉滑。

诊断：胃痛。

辨证：寒热错杂。

治法：辛开苦降，理气和胃。

方药：半夏泻心汤合六君子汤加减。

处方：党参24g，白术12g，茯苓12g，乌药6g，檀香4g，砂仁3g（后下），枇杷叶15g，半夏12g，陈皮9g，炙甘草4g，黄连5g，黄芩3g，干姜3g，延胡索9g，益智仁5g，连翘6g，蒲公英18g，海螵蛸15g，生姜2片。

共14剂，每日1剂，分3次温服。嘱多食铁棍山药。

二诊：患者诉服药后，胃痛及胃脘灼热明显改善，反酸减少，大便成形质软，每日1次，口气改善不明显，矢气多。前方去檀香、延胡索，加木香4g。继服14剂。嘱禁食糯米、月饼等黏腻食物。

三诊：胃痛症状消退，口气改善，二便正常。前方去黄连、黄芩。继服28剂。

按语

古人将胃的位置称为"心下"，"泻心"也就是开胃、散胃中结聚的意思。半夏泻心汤由三组药物构成：一组是半夏、干姜，属于辛温之品，作用为去脾胃寒邪，散结消痞，称为"辛开组"；一组是黄芩、黄连，属于苦寒之品，作用为清胃热；一组是人参、大枣、炙甘草，属于甘温之品，补益脾胃，为"甘补组"。晋师临床常用此方治疗胃痛属寒热错杂者。本案重在健脾化痰，辛开苦降，寒温并用，肠胃通调顺畅而浊邪得去，脾胃之升降功能得以恢复。晋师认为现代生活节奏快、工作压力大，许多人工作繁忙致使饮食不规律，或喜食"外卖"等快餐，胃痛患者多属杂病，以寒热错杂为主，治疗必"寒温并治"，使脏腑阴阳平调，脾胃升降功能恢复、气机如常而病方自愈。

● 反胃

邓某，女，52岁。2021年5月18日初诊。

因"恶心两年"就诊。患者诉两年前出现恶心，夜间明显，白天正常，间断发作，到当地医院查胃镜提示"慢性非萎缩性胃窦炎"，给予"莫沙必利"等促胃肠蠕动护胃治疗，症状缓解不显。刻下症：夜间23点至次日凌晨1点、凌晨4至5点恶心，白天正常，纳差，不喜油腻，性急易怒，睡眠欠佳，大便时干时稀，舌淡苔白稍腻，脉略弦。绝经两年。

诊断：反胃。

辨证：肝郁脾虚。

治法：疏肝健脾，和胃降逆。

方药：柴芍六君子汤加减。

处方：柴胡9g，白芍15g，党参12g，炒白术12g，茯苓12g，麦芽12g，紫苏梗9g，炙甘草4g，半夏12g，陈皮9g，益智仁5g，连翘6g，蒲公英18g，仙鹤草18g，合欢皮12g，生姜2片。

共14剂，水煎服，每日1剂。

药后电话随访，病愈。

按语

"女子以肝为先天"，故晋师治疗女性疾病时，尤其注重调肝。本案患者两年前出现反胃表现，与绝经时间相当，结合患者于夜间胆经循行时易恶心，且情绪急躁易怒等特点，故在治疗时一定注意情志的调理，因此晋师在六君子汤的基础上配柴芍以调肝。方中紫苏梗理气解郁，合欢皮解郁安神，药证对应，效如桴鼓。

● 呕吐

黄某，男，68岁。2016年10月8日初诊。

因"呕吐1天"就诊，患者诉昨日出现呕吐，到当地医院就诊，诊断为"慢性胃炎"，予"静脉输注奥美拉唑"等治疗后，症状缓解不明显。刻下症：胃脘胀满，呕吐清水，不欲饮食，胃部喜手按。舌淡、苔水滑，脉弱。胃镜检查：慢性非萎缩性胃炎。

诊断：呕吐。

辨证：太阴虚寒，饮邪上冲。

治法：温中健脾，化饮止呕。

方药：砂半理中汤。

处方：人参12g，白术15g，干姜9g，炙甘草6g，砂仁6g（后下），法半夏12g。

共2剂，水煎服，每日1剂。

2016年10月10日二诊：呕吐症状消退，夜间有饥饿感。前方去砂仁、法半夏，加茯苓24g。用药后症状明显好转。

按语

患者胃脘胀满、呕吐、不欲饮食等，为太阴虚寒证表现。呕吐清水，为太阴虚寒，寒饮上冲，故用理中汤加砂仁、半夏，温中化饮、降逆止呕。晋师临床治疗脾胃疾病，重视脾胃之阳，凡患者表现为胃胀、胃寒、喜温喜按等症状，常用理中汤、附子理中汤等加减，或配伍温胃药物，如高良姜、干姜、生姜、花椒、紫苏梗、益智仁、肉豆蔻、白豆蔻等，慎用苦寒、滋阴之品。

陈某，男，10 岁，学生。2017 年 5 月 15 日初诊。

因"反复腹痛伴呕吐 1 月"就诊。患者诉近 1 月以来反复腹部隐痛，时有呕吐，先后到多家医院诊治，腹部超声检查提示肠系膜淋巴结炎，治疗效果不显（具体不详）。刻下症：面色苍白，腹部隐痛，每餐后呕吐饭食，手足冷。舌淡、苔白，脉沉细。

诊断：呕吐。

辨证：肝胃虚寒。

治法：温中降逆，散寒止呕。

方药：吴茱萸汤。

处方：党参 9g，吴茱萸 3g，大枣 15g，生姜 2 片。

共 1 剂，水煎服，每日 1 剂。

2017 年 5 月 16 日二诊：腹痛、呕吐症状消退，治以温中健脾，予理中汤。

处方：党参 9g，白术 9g，干姜 6g，甘草 3g。

服用 20 余剂后，诸症消退，体重增加 2kg。

按语

患者进餐后呕吐，与《伤寒论》"食谷欲呕者，属阳明也，吴茱萸汤主之"证相吻合，故前期给予吴茱萸汤，后期用理中汤巩固疗效。晋师临床也常用小方治疗疑难杂症，选方多用仲景方，此类"小方病"证型多单一，药物加减较少，方小则药专，直中病机，往往起到意想不到的疗效。

● 吐酸

周某，男，56岁，教师。2014年3月18日初诊。

因"反复吐酸水3月"就诊。患者诉3个月前出现吐酸水，反复发作，曾到多家医院就诊，诊断为"胆汁反流性胃炎"，先后予"口服泮托拉唑肠溶片、铝碳酸镁咀嚼片"治疗，症状无明显缓解。刻下症：脘腹胀闷，反酸，吐酸水，胸骨后烧灼感，食不下，大便溏。舌质淡、苔白腻，脉弱。既往有慢性胃炎病史，胃镜检查示非萎缩性胃炎，胆汁反流性胃炎。

诊断：吐酸。

辨证：脾寒胃热，虚实错杂，升降失调。

治法：温脾清胃，降逆止酸。

方药：半夏泻心汤加减。

处方：蒲公英30g，海螵蛸15g，煅瓦楞子15g，黄芩5g，黄连6g，法半夏12g，党参15g，炙甘草6g，干姜6g，薏苡仁30g，陈皮12g，旋覆花9g（包煎），代赭石9g（包煎）。

共5剂，水煎服，每日1剂。

2014年3月24日二诊：反酸、吐酸水、胸骨后烧灼感等症状减轻，脘腹胀闷、大便干消除。舌质淡、苔白腻，脉弱。前方去旋覆花、代赭石，加山药15g。继服5剂。

2014年3月30日三诊：症状大减，继服二诊方，服用30余剂后症状消除而愈。

按语

本病案患者为脾寒胃热、虚实错杂、升降失调所致，脾寒则脘腹胀闷、纳呆；胃热则反酸、胸骨后烧灼感；升降失调则吐酸水。治宜清胃热、温脾阳、降逆止呕，予寒热并用之半夏泻心汤加减治愈。

● 呃逆

案一　　　　　　　　　　　门诊病历

金某，女，70 岁，农民，重庆本地人。2012 年 4 月 3 日初诊。

因"反复呃逆 40 余年"就诊。患者诉 40 年前因生气后出现呃逆，后每遇情绪急躁即发作，伴头顶发热、心烦、身怕冷、大便稀溏。到某医院行胃镜检查，提示慢性非萎缩性胃窦炎，并诊断为"慢性胃窦炎"，予抑酸、保护胃黏膜、促进胃肠动力（具体不详）等治疗后症状缓解不明显。刻下症：频发呃逆，发作时呃声震耳，两百米外均可闻其声，按压其身体任何部位皆致呃逆，伴头顶发热、心烦、身怕冷、大便稀溏。舌淡、苔白，脉细。

诊断：呃逆。

辨证：胃虚痰阻气逆，气机升降失常。

治法：健脾益气，化痰降逆。

方药：旋覆代赭汤合建中汤、二陈汤加减。

处方：柴胡 9g，旋覆花 9g（包煎），代赭石 15g（包煎），桂枝 9g，党参 24g，制半夏 15g，炙甘草 9g，大枣 15g，蒲公英 30g，枇杷叶 15g，丹参 15g，白芍 15g，珍珠母 15g，白术 12g，五味子 6g，延胡索 9g，生姜 3 片。

共 5 剂，水煎服，每日 1 剂，分 3 次温服。嘱忌食生冷黏腻之品，平素可煮食山药以健脾。

2012 年 4 月 9 日二诊：患者诉呃逆频次明显减少，心烦、头顶热、怕冷症状较前缓解，大便成形，小便正常，舌脉同前。此脾胃得以补养而复健运，气机逐渐条达，郁滞之气得疏，但仍需继续调理，前方去蒲公英，加生龙骨 30g、生牡蛎 30g。继服 7 剂。

2012年4月17日三诊: 患者诉偶有呃逆,频次较二诊时明显减少,心烦、头顶热、怕冷症状也明显缓解,伴腹胀、反酸、烧心感。舌淡、苔白腻,脉细。辨证: 寒热错杂,脾胃气机失调。治法: 平调脾胃之寒热阴阳、调理气机。方药: 半夏泻心汤合旋覆代赭汤加减。

处方: 旋覆花9g(包煎),代赭石15g(包煎),桂枝9g,白芍15g,大枣15g,黄芩3g,干姜4g,党参24g,制半夏15g,陈皮3g,炙甘草9g,枇杷叶15g,丹参15g,五味子6g,延胡索9g,海螵蛸15g,吴茱萸3g,加生姜3片。

共7剂,水煎服,每日1剂,分3次温服。医嘱同前。

2012年4月25日四诊: 呃逆、反酸、烧心等症状基本消退,近1周以来仅发作1次,且很快缓解。服用前方14剂后随访,呃逆症状未再发作。

按语

晋师治疗杂病常多方合方配伍,药物杂,但剂量轻浅,讲究寒热升降平衡。本案方剂中,降气不忘升散,清热时必反佐温补,使气机得以平调,从而使主要矛盾予以解决。晋师认为,久病者、杂病者多有痰,喜用牡蛎化痰,且牡蛎有收敛、潜阳、补益作用,在化痰的同时注重对升散药物予以收敛,防其太过,从而达到寒热升降平衡。

案二 　　　门诊病历

吉某,女,56岁,农民。2012年7月17日初诊。

因"反复左侧胸腹背胀,关节痛伴按压后呃逆1年余"就诊。患者因1年前受凉后出现左侧胸部、腹部、背部胀痛,捶按后连续嗳气呃逆后疼痛便可缓解。在重庆多家医院住院检查,诊断为"慢性喘息性支气管炎""慢性胃炎""糖尿病""神经症",予以抗炎、平喘、抑酸、调节胃肠功能等治疗,仍未见明显缓解。刻下症: 左侧胸部、腹部、背部胀痛,关节冷痛,捶按肢体或腹部、捏关节后连续嗳气呃逆,肠鸣,进食时恶心,时欲呕吐，阵发性出汗，口干口苦，大便干，欲便难解，每日1次，小便黄。舌淡红稍嫩，舌下瘀紫，苔白腻，脉沉。既往有糖尿病病史。

诊断：呃逆。

辨证：里实气结表郁。

治法：解肌发表，行气通便。

方药：厚朴七物汤加减。

处方：厚朴24g，炙甘草9g，熟大黄9g，桂枝12g，大枣15g，枳壳30g，桃仁12g，旋覆花18g，代赭石18g，海螵蛸15g，佛手9g，香附4g，生姜6片。

共7剂，水煎服，每日1剂，分3次温服。

2012年7月30日复诊：诉诸症明显缓解，仍偶有胸腹刺痛感。舌淡红、苔白，舌下瘀紫减轻，脉稍沉。因此病已患1年有余，久病必有瘀，遂于前方加五灵脂4g、桔梗4g、红花6g加强化瘀通络之力，再进7剂，煎服法同前。

2012年8月29日三诊：患者诉诸症大减，偶有胸腹胀感，揉搓按压后稍有嗳气感。舌淡红、苔白，舌下瘀紫消退，脉稍沉。效不更方，前方再进14剂，煎服法同前。

2012年9月19日因"喘息性支气管炎"复发复诊，诉胸背痛伴嗳气、呃逆诸症痊愈，血糖正常。

按语

患者腹胀、大便干，欲便难解，肠鸣，进食时恶心，时欲呕吐为阳明里结之征。晋师认为此案因气结为主，推动无力导致大便硬，虽难解，但仍可日行一次，而非燥、烦、满、实大便难之阳明腑实证，程度有明显区别。此外，胸背痛、关节冷痛为邪入太阳之表证，为此病例之最大特点。阳明里气结加之"伤寒表不解"，气机在表的伸展通路受阻，所以气窜肢体即疼痛，捶按揉搓肢体或腹部即接连嗳气呃逆。"伤寒转系阳明者，其人濈然汗出也"，所以患者会有阵发性出汗。本案还有一点需要重视，即久病必有瘀，气滞易致血瘀。因此，治疗时可以桃仁、红花、五灵脂活血通络，以增疗效。

● 腹痛

张某，女，52岁。2013年6月10日初诊。

因"腹痛1年"就诊。患者于1年前因情志不舒出现上腹部胀满、呕吐不欲食，就诊于当地医院，诊断为"急性胃炎"，予输液和口服抗炎药物治疗（具体用药不详），而后出现腹部冰冷疼痛症状。刻下症：腹部胀满疼痛、冰冷，自觉肚脐进冷气，无腹泻及脓血便，整日用热水袋温暖腹部，面色苍黄，形体消瘦。舌淡、苔白，脉细。辅助检查：B超示肝胆胰无异常，胃镜示浅表性胃炎，下消化道X线检查未见器质性改变。既往体健，有胃肠炎及神经衰弱病史。

诊断：腹痛。

辨证：脾肾阳虚，气机郁滞。

治法：温阳补气，行气散寒。

方药：四逆汤合四逆散加味。

处方：乌药9g，制附子15g（先煎），肉桂9g，陈皮3g，白芍15g，枳壳6g，白术15g，柴胡12g，防风3g，干姜6g，炙甘草6g。

共14剂，水煎服，每日1剂。

2013年6月30日二诊：服完14剂后腹部冰冷止，肚脐进冷气明显好转，不需再用热水袋温暖腹部，继服上方14剂，煎服法同前。

按语

晋师认为西医抗炎药物多属寒凉药，多用、过用则伤人体阳气，本案患者就出现腹部冰冷、自觉肚脐进冷气、腹痛等脾肾阳虚之表现，故用附子、肉桂、乌药、干姜温中阳，温补阳气后还需行阳于全身，故再配伍使用四逆散通阳达于四肢腹部。

周某，男，41 岁。2014 年 1 月 24 日初诊。

因"小腹痛 20 年"就诊。患者 20 年前因受凉后出现小腹痛，痛引睾丸，多家医院检查均未发现异常，中西药治疗无数未曾缓解，每遇受凉或饮酒加重。刻下症：小腹冷痛、阴囊冰冷，且每次发作均牵引至阴囊睾丸，乏力神疲，阳痿，失眠，夜尿频，大便可。舌淡红、苔薄白，脉沉细弦。

诊断：腹痛。

辨证：肝阳不足，寒凝经络。

方药：柴胡桂枝汤加减。

处方：肉桂 9g，橘核 9g，金铃子 9g，乌药 9g，荔枝核 9g，白芍 15g，大枣 15g，炙甘草 9g，延胡索 9g，柴胡 12g，制半夏 12g，党参 24g，黄芩 4g，炮姜 6g，首乌藤 30g，山茱萸 12g，淫羊藿 30g，生姜 3 片。

共 14 剂，水煎早中晚服，每日 1 剂。

2014 年 2 月 20 日二诊：患者诉小腹睾丸冷痛，阳痿、失眠改善，但仍有背心冷，纳差、乏力，小腹腹股沟稍痛，性功能差，夜尿频。舌脉无特殊。疗效确切，说明辨证准确，前方去金铃子、山茱萸，加仙鹤草 24g、菟丝子 12g，桂枝 9g 易肉桂，干姜 4g 易炮姜，再进 30 剂，煎服法同前。

2014 年 4 月 8 日三诊：患者诉诸症基本缓解，未出现小腹睾丸冷痛，性功能恢复正常，仍稍感乏力，余无特殊。患者要求上方巩固半月，遂以上方再进 14 剂，煎服法同前。

按语

此案属于临床难见之肝阳虚案。"肝者将军之官，谋虑出焉"，肝藏血，体阴而用阳，喜条达，主生发，主疏泄，故肝之脏多阴虚而很少见阳虚者。此案患者小腹痛，痛引阴囊睾丸且冰冷，是因感寒邪而入厥阴经，肝之阳不足，无以通达肝之经络所致，属半表半里之寒证。晋师临床喜用柴胡桂枝汤加减治疗此类病证，桂枝汤在方中是调和气血，温通心阳，温助少阳的一阳之气。小柴胡汤在方中起到调和阴阳，引导桂枝汤入肝胆之经以温助少阳，并加橘核、荔枝核、乌药、山茱萸、淫羊藿等暖肝补肾之品，共奏补助肝阳、温经散寒之功。

案三 门诊病历

曾某，女，41岁。2021年10月11日初诊。

因"反复少腹痛22年"就诊。患者22年前无明显诱因出现少腹部疼痛，经期疼痛缓解，月经后腹痛开始复发，上半身热、下半身凉。患者曾遍访重庆诸多大医院就诊，诊断为"盆腔炎"，中、西医治疗（具体不详）均无效。刻下症：痛苦面容，少腹冷痛，伴尿频、尿急，夜不能寐，心烦，上半身热、下半身凉，经期腹痛缓解。月经量少，色黑，点滴不畅，舌质淡胖而暗、苔薄白腻，脉沉而涩。

诊断：腹痛。

辨证：寒凝血瘀。

治法：温经散寒，活血化瘀。

方药：温经汤合少腹逐瘀汤加减。

处方：吴茱萸6g，当归9g，川芎9g，肉桂3g，牡丹皮9g，半夏12g，炙甘草4g，川牛膝15g，乌药6g，炮姜6g，白芍15g，鸡血藤15g，延胡索9g，制附子9g（先煎），细辛5g，牡蛎30g，黄柏6g，生姜3片。

共3剂，水煎服，每日1剂。嘱咐艾条灸气海、关元15分钟/日。

二诊：服上方后少腹痛伴尿频、尿急基本好转，睡眠大为改善，心情舒畅。二诊时正值月经后两天，未诉腹痛，稍有尿频，舌质暗水滑、苔白腻，脉沉涩，继以上方加减 7 剂而痊愈。

按语

对该例患者，晋师抓住了其腹痛、经期反减，上热下寒等阳虚寒凝血瘀症状，加之脉沉涩，舌质淡胖而暗、苔薄白腻之体征，故而用温经汤合少腹逐瘀汤加减效如桴鼓。本案重在温阳，阳气足则阴寒自散，并且气属阳，血属阴，气行则血行，故温阳则寒瘀去，是本案治疗之思想。

案四　　　　　　　　门诊病历

刘某，男，49 岁，农民。2019 年 10 月 15 日初诊。

因"左侧中腹部隐痛两年伴大便稀溏"来诊。患者两年前无明显诱因出现左侧中腹部隐痛，在当地医院行腹部超声和肠镜检查，均无异常。刻下症：左中腹部隐痛，喜按，大便溏，每日 2～3 次，无里急感，口渴喜凉，足冷，舌淡红、苔黄腻，脉略滑。

诊断：腹痛。

辨证：上热下寒，虚实夹杂。

治法：清上温下，温里止泻。

方药：乌梅丸。

处方：乌梅 18g，党参 12g，当归 9g，黄连 6g，黄柏 6g，细辛 3g，干姜 6g，桂枝 9g，制附子 9g，花椒 6g，甘草 6g。

共 3 剂，水煎服，每日 1 剂，

2019 年 10 月 18 日二诊：服药后腹痛缓解，大便溏缓解，足冷减轻，继服前方 15 剂，煎服法同前，症状全消而愈。

按语

此患者口渴喜凉，舌苔黄腻乃上热，大便溏，足冷，下寒，腹隐痛，喜按，为虚，乃上热下寒，虚实夹杂之证。晋师临床治疗寒热错杂之证常用小柴胡汤（表里寒热）、半夏泻心汤（上下寒热），乌梅丸虽不是其常用方，

临证医案

但此患者诸症正合乌梅丸的病机，故用原方即效如桴鼓。

● 痢疾

刘某，男，52 岁，农民。2019 年 8 月 16 日初诊。

患者因大便次数多来诊，肠镜检查：慢性结肠炎。刻下症：大便日行 2 ~ 3 次，有黏液，肛门灼热感，口渴，进食辛辣后加重，常服芍药汤、盐酸小檗碱，效果不显。舌红、苔黄腻，脉弦。

诊断：痢疾。

辨证：肠血分湿热。

治法：清热解毒，凉血止痢。

方药：白头翁汤加减。

处方：白头翁 15g，黄连 9g，黄柏 9g，秦皮 9g，薏苡仁 30g，败酱草 30g。

共 3 剂，水煎服，每日 1 剂。

2019 年 8 月 19 日二诊：症状减轻，治疗同前，继服 5 剂。

2019 年 8 月 25 日三诊：肛门有轻微灼热感，无黏液，大便每天 1 次，前方去败酱草，加冬瓜子 24g。煎服法同前，服 20 余剂症状全消。

按语

患者便黏液、肛门灼热，晋师依据《伤寒论》"热利下重者，白头翁汤主之"，用白头翁汤清热解毒，凉血止痢有效。晋师认为临床开方不用一味追求一症一药、面面俱到，只要病证相合，小方亦可治大病。

● 泄泻

蒋某，男，31 岁，军人。2023 年 6 月 8 日初诊。

因"便溏半年余"就诊。刻下症：便溏，大便黏腻不畅，伴小腹隐痛，胸闷气促，汗多，烦热，纳寐欠佳，舌红、苔黄腻，脉细数。

诊断：泄泻。

辨证：脾虚湿热。

治法：健脾除湿清热。

方药：葛根芩连汤加减。

处方：芡实 18g，补骨脂 12g，葛根 15g，白芍 15g，黄芩 3g，黄连 5g，肉桂 3g，炙甘草 4g，当归 9g，连翘 5g，益智仁 5g，木香 5g，仙鹤草 24g，旋覆花 6g（包煎），枇杷叶 15g。

共 14 剂，水煎服，每日 1 剂。

2023 年 9 月 26 日二诊：患者诉上次用药后效佳，近日感冒后又出现口干，便溏，黏滞不畅，小腹隐痛，纳尚可，寐差，入睡困难，舌红、苔黄腻，脉数。前方去补骨脂、连翘、益智仁、旋覆花、枇杷叶，加蒲公英 18g、蚕沙 15g、首乌藤 18g、百合 24g、丹参 9g，改仙鹤草为 18g、芡实为 15g、木香为 4g。共 14 剂，煎服法同前。

2023 年 11 月 2 日三诊：患者诉大便溏较前改善，仍不成形，小腹轻微胀痛，纳欠佳，寐可，舌红、苔黄，脉数。前方去蒲公英、蚕沙、首乌藤、仙鹤草、百合、丹参，加益智仁 5g、连翘 6g、补骨脂 12g、乌药 6g、荆芥 4g，改木香为 5g、芡实为 18g。共 14 剂，煎服法同前。

按语

晋师常言"中医是治患病的人，而不是治人患的病"，任何疾病都必须追根溯源。该患者为军人，平时训练多，汗出当风，感受风寒之邪，外邪未解，表邪入里化热，湿热中阻，损伤脾胃，脾胃失健，水湿不化，久病及肾，故治疗以葛根芩连汤加减。方中葛根芩连汤解表清里；芡实、补骨脂温肾补脾止泻；当归、白芍、木香调气和血，理气止痛；枇杷叶、旋覆花降气化痰，平喘；益智仁、连翘温脾止泻而不燥热；蒲公英、蚕沙升清降浊，给邪以出路；仙鹤草补虚止泻；百合、首乌藤安眠；丹参补血，肉桂温化津液，有助除湿，使全方凉而不郁，防止药病格拒；乌药行气止痛，温肾散寒；荆芥胜湿止泻。全方共奏解表清里、健脾化湿、温肾止泻之效。

● 便秘

刘某，女，44岁。2014年1月12日初诊。

患者因"反复便秘伴腹胀20年"就诊。刻下症：大便3～4日一行，初头硬，难解，腹胀，嗳气，怕冷，小便正常，舌质淡，舌边有齿痕、苔白腻，左脉弱，右关脉滑。胃镜检查提示慢性非萎缩性胃炎。

诊断：便秘。

辨证：脾胃虚寒，升降失常。

治法：温运中焦，升清降浊。

方药：升降汤合理中汤加减。

处方：淫羊藿45g，肉苁蓉45g，麻子仁30g，柴胡4g，升麻6g，生白术30g，枇杷叶15g，陈皮9g，厚朴9g，蒲公英18g，蚕沙15g，制大黄5g，制附子6g（先煎），干姜6g，炙甘草4g，生姜5片。

共7剂，水煎服，每日1剂，分3次温服。忌生冷、不易消化食物。

2014年1月22日二诊：患者诉服药后便秘明显改善，每日一行，未诉腹泻，腹胀，嗳气消失，精神好转，小便正常，体重减轻 2.5kg。口稍干，有晨起口苦现象，舌淡边有齿痕、苔薄白，右脉微滑。脾阳已复，浊阴得泄，脾胃升降功能渐复。前方去制大黄、蒲公英，加葛根 15g，加强健脾升清之功。

2014 年 2 月 15 日三诊：患者诉服药后便秘、腹胀等症状未再发作。舌淡红、苔薄白。以理中汤合香砂六君子汤加减善后。

处方：党参 24g，炒白术 12g，茯苓 12g，木香 4g，砂仁 3g（后下），枇杷叶 15g，半夏 12g，陈皮 9g，炙甘草 4g，干姜 5g，制附子 3g（先煎），生姜 3 片。

共 14 剂，煎服法与医嘱同前。

随访半年，未再复发。

按语

晋师治脾胃病主张顺应脾胃之本性，恢复脾胃之本气，使浊阴得降，清阳得升，常用升降汤加减。升降汤为晋师自拟方，以柴胡、升麻之升，厚朴、陈皮之降，恢复中焦脾胃之升降，再配伍大量生白术健脾润肠，对治疗顽固性便秘、老年便秘效果很好。如见痰多，舌苔厚腻可合用二陈汤（陈皮、半夏、茯苓、甘草）；如舌厚腻，胃纳少思，脘腹胀满者，可合用平胃散（苍术、厚朴、陈皮、甘草）；如见胃气上逆，恶心欲呕，大便不畅，不寐，可合用温胆汤（陈皮、半夏、茯苓、枳壳、竹茹、甘草）进行加减。

● **便血**

门诊病历

王某，男，59 岁，餐厅服务员。2012 年 8 月 13 日初诊。

因"反复腹泻、便血 5 年"就诊。患者 5 年前因大量饮酒后出现腹痛、腹泻，里急后重，乏力，黏液脓血便，大便常规提示红细胞、吞噬细胞增多，血常规提示白细胞增多，诊断为"细菌性肠炎"。予抗感染、止血治疗后缓解。但之后反复出现大便脓血、肛门坠胀，多在进食辛辣或饮酒后出现。在市级医院行肠镜检查提示溃疡性结肠炎。长期服用抗感染药物治疗，症状改善不明显。刻下症：精神差、疲倦，面色稍白，形体偏瘦，大便不成形，伴黏液脓血，肛门坠胀，舌淡红、苔腻，脉滑细。

诊断：便血。

辨证：湿热内蕴。

治法：扶正祛邪，寒温并用。

方药：葛根芩连汤加减。

处方：葛根 15g，白头翁 12g，秦皮 12g，白芍 15g，枇杷叶 15g，黄芩 4g，黄连 5g，肉桂 3g，炙甘草 4g，当归 9g，广木香 4g，蒲公英 15g，马齿苋 12g，赤石脂 12，槐花 12g，地榆 12g，生姜 2 片。

共 14 剂，水煎服，每日 1 剂，分 3 次温服。

2012 年 8 月 27 日二诊：服上方 14 剂后，患者大便次数明显减少，较以前成形，无便血，但大便仍有黏液，肛门坠胀缓解。考虑脾肾虚，前方中去槐花、地榆，加用补骨脂 12g、益智仁 9g，煎服法同前。

2012 年 9 月 12 日三诊：服用上方 14 剂后，患者诉大便基本成形，但大便表面仍有黏液，无肛门坠胀，饮食可，舌淡红、苔白，脉细。仍考虑脾肾虚。继服前方，嘱患者注意饮食卫生，忌生冷及辛辣食物。半月后随访症状基本消失。

按语

溃疡性结肠炎在中医属于肠风、脏毒、便血范畴，主要以湿热之邪侵袭中焦脾胃而致。晋师认为此病出现腹痛腹泻，里急后重，乏力，黏液脓血便，为湿热内蕴，久则伤脾，谓本虚标实，治疗上予扶正祛邪，寒温并用，常以葛根芩连汤加减进行治疗。

肝胆系疾病

《素问·灵兰秘典论》："肝者，将军之官，谋虑出焉。"肝主生发，应春生之气，发育万物，为诸腑生化；肝主疏泄，其性刚强，喜条达而恶抑郁；肝主藏血，有贮藏和调节血量的作用；肝主藏魂，主筋，主动，凡人的精神活动、目视，以及足步、掌握、指摄等肢体的各种运动，都与肝的功能有关。肝与胆互为表里，经脉互相络属，又同应春生之气，故胆与肝的生理、病理有相同之处，然胆为奇恒之腑，既不同于"藏精气而不泻"的五脏，也不同于"传化物而不藏"的六腑。其生理活动与病理变化，有其独特的规律。"胆者，中正之官，决断出焉""凡十一脏，皆取决于胆"，胆具有决断、疏泄等作用。

肝胆系疾病是指肝胆的生理功能失调所引起的一切病证的总称。肝体阴而用阳，肝胆系疾病多包括功能和器质性疾病两方面。晋师对肝胆系疾病的认识如下。

1.诸风掉眩，皆属于肝。肝为风木之脏，主筋，凡有振掉、强急、抽搐、动乱、急迫、视物眩晕而模糊、惊狂等病象者，都属于肝。"掉"亦有缺失、缺损的含义，因此一些涉及缺失、缺损的疾病，比如感觉障碍、视野缺损、耳聋等疾病，也可考虑从肝论治。

2.凡情志相关疾病多与肝相关。肝为将军之官，藏魂，在志为怒，凡情志改变中的郁、怒等所致的病变都属于肝；肝藏血，凡血证因郁、怒而起者都属于肝；因情志而起的肿瘤、结节等也当从肝论治。

3.肝经所过之处的疾病，治疗当不离于肝。肝位胁肋，凡胁下病变诸如疼痛、痞块等无不与肝有关；少腹、前阴、男子前列腺、女子卵巢及附件等都有肝经所过，故治疗时当考虑从肝论治。

4.女子以肝为先天，故治疗女性疾病，应时时不忘肝，故晋师治疗女性疾病，常用逍遥散、柴芍六君子汤、小柴胡汤等，或常在方剂中配伍柴胡，引药入肝经。

5. 肝病治疗以疏通气血、条达为要。肝喜条达而恶抑郁，郁则气滞，郁久则血瘀，是以疏通气血这个原则应贯彻其始终。而疏通气血中，或用清法以清热解毒、泻火凉血，或用通法以通腑利胆、逐瘀利水，或用消法以消痰、消食、消结、消瘀。

6. 见肝之病，知肝传脾。晋师常从脾胃治疗肝病，或治疗肝病时注重顾护脾胃，疏肝健脾或肝脾同治，健脾以益气，健脾以养血，同时不忘滋水涵木。

● 胁痛

李某，男，30 岁，农民，籍贯重庆。2013 年 2 月 25 日初诊。

因"体检发现慢性乙型肝炎伴肝功能异常两周"就诊。辅助检查：肝功能异常，谷丙转氨酶（ALT）52U/L，谷草转氨酶（AST）58U/L，谷氨酰转肽酶（GGT）65U/L。平素脾气急躁易怒。刻下症：纳差，腹胀，口苦，肝区不适，睡眠差，小便黄，大便正常，舌红、苔微黄，脉弦滑。

诊断：胁痛。

辨证：肝郁气滞，脾虚夹湿。

治法：疏肝理气，健脾和胃利湿。

方药：柴芍六君子汤加减。

处方：重楼 15g，虎杖 12g，生黄芪 24，柴胡 12g，白芍 15g，制半夏 12g，陈皮 12g，党参 24g，茯苓 12g，白术 12g，炙甘草 9g，金钱草 15g，延胡索 9g，连翘 6g，土茯苓 12g。

共 7 剂，水煎服，每日 1 剂，分 3 次温服。嘱多以薏苡仁、山药健脾化湿之品为药膳。

2013年3月6日二诊：服药后，患者诉腹胀，口苦，肝区不适，睡眠差，小便黄等症状改善。舌淡红、苔微腻，脉弦滑。肝气得以疏达，脾气得以健运。继续以前方去重楼、茯苓、金钱草、连翘，加垂盆草15g、蒲公英15g。共14剂，煎服法与医嘱同前。

2013年4月20日三诊：服药后，患者诉纳差、口苦、小便黄等症状明显减轻。复查肝功，ALT38U/L，AST36U/L，GGT50U/L，肝功基本恢复正常，继续以柴芍六君子汤加减善后调理。后电话回访未复发。

[按语]

本案系肝脾不和，肝郁气滞夹湿证，以柴芍六君子汤加减以疏肝理气，健脾和胃利湿。本案重在健脾疏肝，使土旺而肝木条达。晋师治疗肝病总原则是"见肝之病，知肝传脾，当先实脾"，常以柴芍六君子汤加减应用，收效良好。

案二　　　　　　门诊病历

宁某，男，51岁，干部。2021年5月18日初诊。

患者自觉右胁胀闷不适，时隐痛，进食后或情志变化时明显，乏力，困倦，食少纳呆，大便稀溏，小便黄。曾查肝功能谷丙转氨酶82U/L，甲、乙、丙型肝炎病毒检测均为阴性，甘油三酯明显升高，B超显示符合脂肪肝特征。患者形体肥胖，舌质暗滞、苔白润，脉沉细。

诊断：胁痛。

辨证：土壅木郁。

治法：健脾行气，运湿化痰。

方药：二陈汤加减。

处方：苍术12g，陈皮9g，茯苓12g，半夏12g，香附6g，木香6g，生山楂12g，延胡索9g，决明子12g，荷叶6g，丹参12g，泽泻12g，垂盆草 18g，炙甘草 3g，生麦芽 12g，紫苏梗 9g。

共 14 剂，每日 1 剂，水煎服，分 3 次口服。

二诊：胁腹胀满减轻，食欲增加，体力稍增，大便溏，日行两次，舌淡红、苔白，脉沉细。此湿邪渐去，肝气稍舒，气机亦畅，效不易法。

三诊：胁腹胀闷缓解，乏力倦怠消失，饮食如常，大便溏，日行一次，舌淡红、苔白，脉沉细。患者湿邪渐去，气机疏畅，脾气未复。宜健脾益气以固本，预防病情反复，以香砂六君子汤加减。

处方：党参 12g，白术 12g，茯苓 12g，炙甘草 4g，陈皮 9g，半夏 12g，木香 6g，焦山楂 12g，砂仁 3g（后下），益智仁 5g，连翘 6g，芡实 18g，生姜 2 片。

共 14 剂，煎服法同前。

按语

晋师认为糖尿病、高脂血症、高尿酸血症等代谢性疾病大多与脾不运化有关，因脾虚无法运化纳入的饮食水谷，致使未运化完全的精微物质进入血液而成病，故治疗此类疾病时，晋师多以健脾运脾为主。本案患者因高脂血症出现脂肪肝，故在健脾运脾除湿的同时配伍生麦芽、紫苏梗等疏肝解郁。垂盆草有护肝之功效，因此在治疗肝脏疾病时晋师亦常辨病使用。

案三　　　　　　　门诊病历

张某，男，27 岁。2016 年 10 月 19 日初诊。

患者既往有乙肝"大三阳"病史，现症见两侧胁肋部胀痛不适，阴囊潮湿，性功能减退，大便干，舌淡、苔薄腻，脉弦。平素急躁易怒。

诊断：胁痛。

辨证：肝气郁结。

治法：疏肝理气。

方药：柴胡疏肝散加减。

处方：柴胡 12g，白芍 15g，枳壳 9g，炙甘草 4g，香附 6g，川芎 9g，青皮 6g，陈皮 6g，黄芪 18g，淫羊藿 18g，荆芥 3g，蒲公英 15g，金钱草 15g，重楼 24g，虎杖 12g。

共 14 剂，每日 1 剂，水煎分 3 次餐后温服。

按语

晋师认为本案辨病为胁痛，病位主要在肝胆。疼痛有不通则痛和不荣则痛之分，而本案属于不通则痛之实证。肝属木，主疏泄，喜条达而恶抑郁，平素易恼怒，情志不畅，导致肝气抑郁，疏泄失司，气阻络痹，导致胁肋部胀痛不已。阴囊为肝经循行之处，肝经湿热下行，故而阴囊潮湿。故治疗宜以疏导之法使之通为主，方选柴胡疏肝散为主方疏肝理气，加用青皮增强理气止痛之功；蒲公英通降肺胃之气，因肺与大肠相表里，故使用蒲公英有通解大便之功。患者有乙肝"大三阳"病史，故配以重楼、虎杖清热解毒。此类病案晋师常常告诫患者一定要调畅情志，凡事不要急躁，多揉按太冲穴，多做事以转移注意力，不能一味地只依赖药物来改善疾病，自身生活起居、情志的调节其实更重要。

案四　　　　　　　门诊病历

王某，男，42 岁，四川籍农民工。2012 年 3 月 9 日初诊。

因"反复右胁隐痛 1 周"就诊。患者 1 周前无明显诱因出现右胁部隐痛，在市内某二级医院确诊为"胆囊结石伴胆囊炎"，并予抗炎治疗 1 周，因患者不愿意手术治疗，在症状改善后特寻求中医治疗。腹部彩超提示胆囊小结石，胆囊壁毛糙。刻下症：右胁隐痛，口干、口苦、口腻，纳差，睡眠差，大便干燥，小便黄。舌淡、苔白厚腻，脉弦滑。腹部按诊：右上腹胆囊点压痛明显，上腹部稍压痛。

诊断：胁痛。

辨证：肝胆湿热，砂石阻滞。

治法：清热利湿，疏肝利胆，排石止痛。

方药：胆石排石汤合三金汤。

处方：苍术 15g，陈皮 9g，厚朴 9g，茯苓 24g，金钱草 30g，鸡内金 30g，海金沙 30g，广郁金 9g，广木香 9g，佛手 9g，生大黄 5g（后下），炒栀子 3g，延胡索 12g，川芎 9g，柴胡 15g，枳实 12g，白豆蔻 6g（后下），生甘草 6g，生姜 5 片。

共 14 剂，水煎 600mL，分早、中、晚温服，每日 1 剂。

2012 年 3 月 28 日二诊：患者诉胁痛基本缓解，口干、口苦、口腻，以及睡眠、食纳改善，大便正常。舌淡红、苔稍腻，脉弦。前方去大黄、栀子、白豆蔻，茯苓减为 18g，加枇杷叶 15g，再进 14 剂，煎服法同前。

2012 年 4 月 11 日三诊：患者诉诸症缓解，未再胁痛，腹部彩超提示"胆囊壁毛糙"小结石已排除。继续以胆石排石汤合三金汤加减 14 剂巩固疗效。

处方：金钱草 30g，海金沙 18g，鸡内金 30g，陈皮 9g，厚朴 9g，广郁金 9g，柴胡 12g，枳实 12g，茯苓 15g，广木香 5g，川芎 9g，甘草 6g，白芍 12g，生姜 3 片。

1 年后患者因他病就诊诉体检复查彩超，未发现有胆囊结石。

按语

此案患者为西医诊断明确的胆石症，以右胁隐痛，口干口苦，右胁胆囊点压痛为临床特点。辨病不难，但辨证用药却有各异，晋师临床遇胆石症患者，多以胆石排石汤合三金汤加减，疗效明确，凡泥沙状结石、直径小于 0.5cm 的小结石均可排除。基本方由四逆散、三金汤、平胃散加理气之郁金、木香共同组成，主治胆结石或肝内胆管结石，胁肋疼痛或黄疸，厌油腻者。大便不通者可加大黄、芒硝各 9g。诸药共奏清热利湿、疏肝排石之功。此案患者初诊湿热较重，可见口干、口苦、口腻，纳差，大便干燥，小便黄，舌淡苔白厚腻等症，故首诊加重了清热化湿之栀子、大黄、白豆蔻，复诊时湿热大去，诸症改善，故去之。为了给邪以出路，故加枇杷叶使余留之湿邪从大便而出。三诊时胆石即已排出，为防止湿热蕴结化为结石，故继续以胆石排石汤加减巩固治疗。

● 黄疸

刘某，男，59岁。2022年7月7日初诊。

因"全身皮肤黄染1月余，加重伴巩膜黄染20余天"就诊。患者于1月余前无明显诱因出现全身皮肤变黄，伴胸前区散在红色点状斑疹，无瘙痒、乏力、恶心、呕吐、腹痛、腹胀等，患者未予重视及处理。20天前患者全身皮肤黄染加重，双眼巩膜黄染，伴夜间低热，无瘙痒、乏力、恶心、厌油等不适，前往当地医院就诊，经检查考虑"慢性乙型病毒性肝炎肝功能衰竭"，遂于2022年6月23至27日在当地医院消化科住院诊治4天，予"输注冷沉淀10u、新鲜冰冻血浆600mL改善凝血功能，谷胱甘肽、异甘草酸镁护肝、退黄，抗病毒"等治疗，患者自觉效果不佳，遂出院。现为求进一步中医治疗，来晋师门诊就诊。刻下症：身目黄染、色鲜黄，精神、睡眠尚可，腹胀，纳差、乏力，性急易怒，尿黄，大便灰白。舌暗红、苔黄腻，脉弦细滑。既往史：慢性乙肝病史30余年，曾短期口服抗病毒药物后自行停药。饮酒史40余年，每次250mL，未戒酒。

辅助检查：2022年6月18日血常规：血红蛋白128g/L、红细胞计数$3.39×10^{12}$/L、血小板$65×10^9$/L。肝功：丙氨酸氨基转移酶63.2U/L、门冬氨酸氨基转移酶125.2U/L、碱性磷酸酶235.9U/L、γ-谷氨酰基转移酶655.3U/L、白蛋白28.0g/L、球蛋白45.2g/L、白蛋白/球蛋白0.62、前白蛋白34mg/L、总胆红素463.0μmol/L、直接胆红素285.7μmol/L、血清黄疸指数（4+）、血清脂血指数（1+）、甲胎蛋白6.49ng/ml。2022年6月19日乙肝六项：乙肝病毒表面抗原13.73IU/mL、乙肝病毒e抗体0.01s/co、乙肝病毒核心抗体10.08s/co、乙肝病毒前S1抗原弱阳性。2022年6月20日乙肝病毒DNA高精度定量：1.36E+002IU/mL。2022年6月23日凝血四项＋D-二聚体＋FD：血浆凝血酶原时间22.6sec、PT百分比活动度36.00%、国际标准化比值2.03、活化部分凝血活酶时间38.7sec、凝血酶时间22.2sec、纤维蛋白原1.42g/L、D2聚体0.366mg/。2022年6月24日尿常规分析：胆红素（2+）、尿红细胞（+-）、尿白细胞（3+）、白细胞镜检（3+）个/HP。2022年6月18日腹部彩超检查：肝实质回声密集增粗不均质；门脉增宽，肝缘韧带处迂曲血管，考虑脐静脉开放伴曲张可能，脾大；胆囊壁粗糙增厚，胆汁沉积，考虑肝病胆囊；双肾结石；胰二维及彩色多普勒超声未见异常。2022年6月24日腹部MRI检查：肝内外胆管及胰管未见扩张，胆囊不大；肝硬化，脾大，少量腹水；肝间质水肿可能；肝S6段钙化灶可能；胆囊窝少量积液；右肾结石伴右肾轻度积水，周围少量渗出；左肾囊肿。

诊断：黄疸。

辨证：肝郁脾虚，湿热中阻。

治法：疏肝健脾，祛湿退黄。

方药：柴芍六君子汤加减

处方：仙鹤草24g，蒲公英18g，连翘6g，益智仁5g，延胡索9g，麦芽15g，白芍15g，柴胡12g，陈皮9g，半夏12g，炙甘草4g，茯苓12g，炒白术12g，党参15g，薏苡仁24g，虎杖12g，垂盆草30g，生姜2片。

共28剂，水煎服，每日1剂。

2022年9月22日二诊：患者服用中药后皮肤及巩膜黄染逐渐消退，28剂中药服完后黄疸完全消退，自述外院检查肝功、胆红素基本降至正常，患者一般情况可，遂停中药，继续服用恩替卡韦胶囊抗病毒治疗。近来患者出现下肢间断轻度水肿，久坐或下午明显，故复诊。刻下症：神清、精神可，身目无黄染，食欲尚可，二便正常。舌淡红、苔白，脉细弦。辨证：

肝郁脾虚。治疗继予柴芍六君子汤加减。

处方：仙鹤草24g，连翘6g，益智仁5g，陈皮9g，半夏12g，炙甘草4g，茯苓12g，薏苡仁24g，山药24g，炒白术12g，党参15g，白芍15g，柴胡12g，蒲公英18g，垂盆草30g，生姜3片。

共28剂，煎服法同前。

两月后电话随访，患者一般状态好，无明显不适，纳眠可，小便稍黄，大便可。继续服用恩替卡韦胶囊抗病毒治疗。

按语

本案患者平素性急易怒、嗜酒过度，日久导致湿热内生、损伤中土，湿热交蒸肝胆，胆汁不循常道，泛溢肌肤则身目黄染。晋师认为治疗肝胆疾病，尤为重视肝脾同治，"见肝之病，知肝传脾""湿易困脾"，常用柴芍六君子汤加减。此方取四君子汤补脾气、健脾运以实脾；并用柴胡、白芍、陈皮、半夏解郁柔肝，行气化湿；加虎杖、垂盆草、薏苡仁清热利湿退黄，现代研究表明垂盆草对急性黄疸型肝炎和无黄疸型肝炎均有疗效，对降低血清转氨酶有良好的近期效果；仙鹤草、蒲公英、连翘、虎杖均有清热解毒之功，仙鹤草兼能补虚；延胡索、麦芽疏肝理气，延胡索兼活血止痛、通小便，气血行则湿滞消；连翘、益智仁是晋师常用的对药，一寒一温、一上一下，清心胃、温脾肾，体现了晋师在祛湿清热的过程中时时顾护脾胃，不可过用寒凉之品的思想。上述药物共同组成了疏肝健脾、清热利湿退黄之剂，患者服用后效果非常明显，1个月后黄疸便完全消退。

二诊时患者无黄疸，提示湿热退，故去虎杖、延胡索、麦芽；出现间断下肢水肿，久坐或下午明显，提示脾气虚、运化不及，故加山药健脾补肾养肝。

晋师治疗黄疸，不是简单的见黄退黄，此两次处方均用柴芍六君子汤加减，肝脾同调、气血共治、寒温并用，稍加退黄之剂，患者服用后诸证乃消、病情平稳。

蒋某，男，51 岁。2017 年 9 月 11 日初诊。

因"皮肤、巩膜黄染两月"就诊。患者两月前开始逐渐出现皮肤发黄，巩膜逐渐变黄，黄色鲜明，遂到当地医院就诊，查肝功能提示直接胆红素及间接胆红素均升高，腹部彩超提示脾大。刻下症：皮肤及巩膜黄染，眠差，小便黄，舌红、苔黄腻，脉弦。平素性格急躁，长期饮酒。

诊断：黄疸。

辨证：肝气郁结，肝胆湿热。

治法：清热利湿，疏肝行气。

方药：茵陈蒿汤合逍遥散加减。

处方：茵陈 9g，栀子 4g，制大黄 3g，蒲公英 18g，金钱草 18g，仙鹤草 24g，柴胡 9g，白芍 12g，当归 9g，茯苓 12g，白术 12g，炙甘草 3g，麦芽 12g，紫苏梗 9g，延胡索 9g。

共 28 剂，每日 1 剂，水煎分 3 次餐后温服。

1 个月后电话随访，黄疸消失，肝功正常。

按语

本案主要考虑为黄疸病，病位在肝、胆、脾，病理因素为湿热，故治疗当以清热利湿、疏肝行气为主。当以茵陈蒿汤清热利湿，合以逍遥散疏肝行气。配以金钱草利湿退黄，麦芽、紫苏梗、延胡索等加强疏肝理气之功。晋师认为清热利湿药物多偏苦寒，易伤脾胃、阳气，量不能过大，且用药时间不能太长，故本案茵陈、栀子、大黄用量均小，且多用制大黄而少用生大黄。

黄某，女，53 岁。2017 年 12 月 11 日初诊。

因"全身皮肤发黄两月"就诊。患者两月前出现全身皮肤发黄，就诊发现胰腺癌肝转移。刻下症：全身皮肤发黄，黄而晦暗，巩膜发黄，食欲减退，腹胀，疲倦乏力，大便偏稀，舌淡胖、苔白腻，脉濡。

诊断：黄疸。

辨证：寒湿阻遏。

治法：温化寒湿。

方药：茵陈术附汤加减。

处方：茵陈 9g，栀子 6g，制大黄 5g，蒲公英 30g，苍术 15g，制附子 15g（先煎），垂盆草 30g，延胡索 9g，仙鹤草 24g，白花蛇舌草 30g，连翘 6g，白芍 15g，细辛 5g，薏苡仁 30g，茯苓 15g。

共 28 剂，每日 1 剂，水煎分 3 次餐后温服。

按语

本案之黄疸属于阴黄，为脾胃受损，脾运失司，寒湿内蕴，阻遏胆液，胆汁不循常道而泛溢，致身目发黄。寒、湿均为阴邪，故虽黄而晦暗；寒湿阻遏脾胃气机，故腹胀，食欲减退；水湿停留肠间，故而大便偏稀。晋师认为寒湿为阴邪，非温不化，与阳黄之湿热内蕴不同，故治疗时予茵陈术附汤温化寒湿、健脾退黄，同时重用垂盆草增强清热退黄之功。晋师临证提倡辨病与辨证相结合，因患者西医诊断为胰腺癌肝转移，原发疾病为肿瘤，晋师治疗肿瘤疾患时常加用一些具有抗肿瘤功效的清热解毒之剂，增强清热解毒、消肿散结之功，临证常喜用仙鹤草、白花蛇舌草，二者配合相须为用，主要是取仙鹤草补虚、白花蛇舌草抗肿瘤之意。

临证医案

● 鼓胀

秦某，男，41 岁。2022 年 1 月 18 日初诊。

患者因"肝硬化两年"前来就诊。刻下症：右胁痛，性急易怒，饥饿后全身乏力，睡眠差，多梦，大小便正常，舌质红、苔黄腻，脉弦细滑。既往有消化道出血病史。辅助检查：肝硬化伴门静脉高压增宽，脾大，脾静脉增宽，少量腹水，食管胃底静脉曲张，乙肝表面抗原 7000ng/mL，胆囊窝积液，前列腺结节影，双肺上叶小实性炎性结节，双肺下叶部分间隔增厚。

诊断：胁痛。

辨证：肝郁脾虚痰凝。

治法：疏肝健脾祛痰。

方药：柴芍六君子汤加减。

处方：仙鹤草 24g，柴胡 9g，白芍 15g，党参 12g，炒白术 12g，茯苓 12g，炙甘草 4g，半夏 12g，陈皮 9g，麦芽 12g，谷芽 12g，益智仁 5g，连翘 5g，黄芪 30g，垂盆草 24g，虎杖 9g，生姜 2 片，马蹄 2 个。

共 14 剂，水煎服，每日 1 剂，分 3 次温服。忌生冷、坚硬不易消化食物。

2022 年 2 月 8 日二诊：患者诉胁痛、饥饿后全身乏力、失眠等症状明显改善，但食后胃胀，约两小时后缓解，小便可，大便溏，舌淡、边有齿痕、苔白腻，脉弦细。前方去黄芪、谷芽、益智仁、连翘，加山药 24g、补骨脂 12g、蒲公英 18g，改虎杖为 12g。共 14 剂，煎服法与医嘱同前。

2022 年 4 月 7 日三诊：患者诉口干苦，心烦急躁，有时胁痛胃胀。前方去补骨脂、虎杖，加郁金 9g、延胡索 9g、紫苏梗 9g、薏苡仁 24g，柴胡增至 12g。共 28 剂，煎服法与医嘱同前。

2022 年 5 月 9 日四诊：患者述仍口干，大便正常。前方加重楼 18g、虎杖 12g、益智仁 5g，连翘 6g、陈皮 9g、山药 30g，共 30 剂，煎服法与医嘱同前。

2022 年 9 月 27 日五诊：患者述仍便溏。予柴芍六君子汤加减。

处方：仙鹤草 24g，垂盆草 24g，蒲公英 18g，柴胡 9g，白芍 15g，党参 15g，白术 12g，茯苓 12g，炙甘草 4g，半夏 12g，生麦芽 12g，紫苏梗 9g，虎杖 12g，山药 18g，陈皮 9g，生姜 3 片。

共 14 剂，煎服法与医嘱同前。后续回访，其胁痛、失眠等症状大为改善，自觉身体状态良好，于是回老家调养，未继续就诊。调养期间，一有不适，即服用上方，均有较好的效果。

2023 年 2 月 23 日六诊：口干苦，失眠，大便每日 1 次。继予柴芍六君子汤加减。

处方：垂盆草 30g，仙鹤草 24g，白花蛇舌草 30g，柴胡 12g，白芍 15g，党参 12g，白术 12g，炙甘草 4g，茯苓 12g，半夏 12g，陈皮 9g，益智仁 5g，连翘 6g，蒲公英 18g，乌药 6g，生姜 3 片。

共 28 剂，煎服法与医嘱同前。

按语

本案患者以右胁痛、性急易怒、饥饿后全身乏力、失眠等为主症，舌质红、苔黄腻，脉弦细滑，中医辨证为胁痛，肝郁脾虚痰凝证，治当疏肝健脾祛痰，方以柴芍六君子汤加减。晋师常用柴芍六君子汤治疗脾虚肝郁之慢性胃炎、慢性胰腺炎、消化不良与风痰盛型病毒性肝炎等疾病，可随症化裁：肝区痛者，加延胡索、郁金；腹胀者，加厚朴、麦芽；气虚者，加黄芪；下肢水肿、尿少者，加车前子。

石某，女，58 岁。2013 年 7 月 23 日初诊。

因"腹胀、纳差 10 天"就诊。患者于 10 天前自觉腹胀、纳差、乏力，在当地医院查肝功能示异常，彩超提示肝硬化腹水，乙肝血清标志物阳性，予口服药物治疗（具体不详），效果欠佳，遂就诊于我院门诊。刻下症：腹部胀满不适，纳差，乏力，口干，口苦，小便量少，色黄，大便基本正常，夜眠尚可，舌质暗红、苔黄腻，脉弦滑。辅助检查：肝功能 ALT 49U/L、AST 152U/L、ALB 29.6g/L、TBIL 61.8μmol/L；凝血四项：PTA50.90%。

诊断：鼓胀。

辨证：气滞湿阻夹瘀热。

治法：清热运脾祛湿，行气化瘀。

方药：柴芍六君子汤加减。

处方：柴胡 12g，白芍 15g，半夏 12g，陈皮 12g，党参 24g，白术 12g，炙甘草 4g，茵陈 9g，茯苓 30g，猪苓 12g，泽泻 9g，泽兰 12g，益母草 15g，生黄芪 45g，重楼 9g，虎杖 9g，垂盆草 30g。

共 15 剂，水煎服，每日 1 剂。

2013 年 8 月 19 日二诊：患者症状减轻，腹胀缓解，乏力改善，唯食欲欠佳，守上方加用焦三仙各 12g，30 剂，煎服法同前。

2013 年 9 月 22 日三诊：患者腹胀消失，查彩超提示肝硬化、脾大，未见腹水。继续给予柴芍六君子汤加减以巩固治疗。

按语

本案之妙在于未见水治水，而重在调畅水液运行之枢纽中焦脾胃。患者中年女性，体形虽较偏瘦，但动作轻捷，精神亦可，思维敏捷，且腹水初起，观其脉证，当属以湿热为主的邪实之证。晋师"见肝之病，知肝传脾，当先实脾"，认为腹水既成，多因脏器先虚，水谷精微不得运化，清浊相混，积于腹中，而成邪实，且患者腹胀尚可忍耐，故不用十枣、舟车之类攻逐，以免更伤正气，仅于方中加茵陈、虎杖、垂盆草等以加强清热利湿之功，湿热既清，脾气复健，则水湿自除。鼓胀加减常用药主要分为三大类：①泻实，如重楼、虎杖、垂盆草、蒲公英、薏苡仁等，多为清利湿热、祛湿解毒之品，多入肝胆经。②补虚，如黄芪、乌药、山药、益智仁、仙鹤草，其中仙鹤草既补虚又解毒。③其他，根据患者情况，随证加味，如麦芽、延胡索增强疏肝理气作用，麦芽兼顾消食，延胡索兼活血、止痛、利小便；橘核理气、散结、止痛，治小肠疝气及阴核肿痛；百合养阴润肺、清心安神，阴虚眠差可用。

● 瘿病

案一　　　　　　　门诊病历

陈某，女，78岁。2023年2月20日初诊。

因"颈部胀痛1月余"就诊。患者1个月前自觉颈部胀痛不适，到当地医院检查，行甲状腺彩超（2023年2月8日）提示甲状腺右侧叶囊实性占位，4a类（左侧叶可见两个囊性结节，内可见点状强回声伴彗星尾征，较大者位于下方，大小约2.7mm×2.0mm×2.6mm；右侧叶可见一大小约37.0mm×16.0mm×22.2mm的实性结节）；甲状腺左侧叶囊性结节，2类。患者为求中医治疗，遂来晋师门诊。刻下症：颈部胀痛，大便不成形，平素性急，舌质淡、苔白腻，脉弦。

诊断：瘿病。

辨证：肝脾不调，气滞痰凝。

治法：疏肝行气，化痰散结。

方药：逍遥散加味。

处方：浙贝母5g，白芍15g，当归9g，柴胡9g，茯苓12g，白术

12g，海藻 15g，昆布 15g，海螵蛸 15g，生牡蛎 24g，生麦芽 15g，紫苏梗 9g，郁金 9g，合欢皮 12g，连翘 9g，佛手 9g，生姜 2 片。

共 28 剂，水煎服，每日 1 剂，分 3 次服。

2023 年 3 月 27 日二诊：患者自觉颈部胀痛明显缓解，诉血脂高，视物模糊，复查甲状腺彩超（2023 年 3 月 24 日）提示右侧甲状腺稍低回声团，4a 类（右侧甲状腺稍低回声团，大小约 17.1mm×25.1mm×23.2mm）；左侧甲状腺未见明显异常。仍以逍遥散加减治疗。

处方：浙贝母 4g，白芍 15g，当归 9g，柴胡 9g，茯苓 12g，白术 12g，生牡蛎 18g，生麦芽 15g，紫苏梗 9g，百合 24g，夏枯草 18g，怀牛膝 12g，延胡索 9g，乌药 6g。

共 28 剂，煎服方法同前。

按语

《诸病源候论·瘿候》指出瘿病的病因主要是因为情志内伤及水土因素；《外科正宗·瘿瘤论》指出主要治法为"行散气血""行痰顺气""活血消坚"。晋师认为，此病应从肝脾论治，女子以肝为先天，故女子疾病非常强调情志致病因素，多以逍遥散为基础方加减。一诊时晋师选用了海藻和昆布两味药，乃"二海丸"的组成，出自《证治准绳·疡医》，具有消痰破结、软坚散结、消瘿化瘤之功效。对于结节、囊肿等，晋师常选用海螵蛸、生牡蛎等药物，取其"咸能软坚"之功，且生牡蛎用量宜大，一般 18～24g。

案二　门诊病历

陈某，女，49 岁。2022 年 5 月 5 日初诊。

因"体检发现甲状腺结节半月"就诊。半月前患者体检，彩超提示左侧甲状腺结节（8mm×7mm），HPV18 阳性。刻下症：颈部无明显不适，会阴部偏潮湿，偶瘙痒。平素性急、易怒，难以入睡。纳可、二便调。舌暗红、苔白，脉弦。

诊断：瘿病。

辨证：肝郁脾虚，气滞痰凝。

治法：疏肝理气，健脾化痰。

方药：逍遥散加减。

处方：柴胡9g，白芍12g，茯苓12g，炒白术12g，当归9g，麦芽15g，女贞子12g，茜草15g，百合30g，合欢皮12g，薏苡仁24g，萆薢15g，黄柏4g，怀牛膝12g，乌药6g，生姜1片。

共14剂，水煎服，每日1剂。

2022年5月24日二诊：患者服药后下身湿痒缓解，近来腹满、食欲欠佳，仍眠差，舌苔白厚，脉弦滑。湿邪较重，调整为三仁汤合逍遥散加减。

处方：薏苡仁24g，杏仁9g，白豆蔻3g（后下），淡竹叶12g，甘草3g，厚朴9g，通草3g，滑石18g，半夏12g，麦芽12g，白芍15g，当归9g，柴胡9g，茯苓12g，炒白术12g，牛膝12g，浙贝母4g，生姜1片。

共14剂，水煎服，每日1剂。

2022年6月23日三诊：患者二诊服药后食欲好转，偶有胃胀，无烧心反酸，无胃痛，纳可、眠差，二便尚可。舌红、苔薄白，脉细稍弦。湿邪渐消，仍以逍遥散加减。

处方：柴胡9g，茯苓12g，炒白术12g，当归9g，白芍12g，麦芽12g，紫苏9g，炙甘草9g，重楼18g，延胡索9g，萆薢12g，乌药6g，合欢皮12g，佛手9g，薏苡仁24g，生姜1片。

共14剂，水煎服，每日1剂。

患者服药后纳眠可，会阴部瘙痒潮湿缓解，8月底复查彩超未见甲状腺结节。

按语

患者为中年女性，平素情志不舒、性急易怒。情志不舒则肝气郁滞，肝郁乘脾，脾失健运，进而湿痰内壅；气郁则血行不畅，瘀血内生，气、痰、瘀久聚而化热，流注于胆经，随经脉循行至颈前，聚而成形、化瘿，故见舌暗红、苔腻，脉弦滑或弦细，本病病位在颈前，与肝、脾关系密切。

晋师认为，瘿病患者绝大多数存在肝气郁结，因此，疏肝解郁是应用最为广泛的治疗方法，晋师常用逍遥散加减治疗。痰、湿、水、饮异形同类，同为阴邪，如本例患者，上有甲状腺结节，下有会阴潮湿、瘙痒（湿热下注）。结节乃有形之包块，初起多责之痰湿互结，而逍遥散中白术、茯苓、生姜、大枣健脾益气祛湿，从源头切断痰湿的生成。故患者虽有湿热，治疗上亦不可过用寒凉，因寒凉助生痰湿。因此晋师方中常寒温并用，如本患者初诊时用"黄柏、乌药"。重楼清热解毒，现代研究显示其有抗肿瘤作用；川草薢除下焦之湿而分清祛浊，对于阴道炎、宫颈炎或HPV感染者，晋师经验性应用，效果较好。

肾系疾病

肾为先天之本，藏精气，主人体之生长、发育、生殖繁衍，是人生命活动之根源。肾的主要生理功能还有主水液，调节人体水液平衡。此外，肾与他脏的关系非常密切。如肾纳气，与肺共同完成呼吸活动；肾主骨生髓，与骨骼神经系统关系密切；肾与脾共同完成水谷代谢。肾藏精的功能下降，会导致各种与肾相关的生理病理变化，常见人体生长发育出现异常，如性早熟、生长迟缓、骨质疏松；水液代谢异常，如尿频、尿急、尿多、小便困难等；还会导致生殖功能下降，如男性阳痿、早泄、弱精、死精等；甚至出现神经系统疾病。晋师对肾系疾病的治疗和认识，主要是基于肾的以下特性。

1.肾主水，主纳气。水液的输布，除了需要肺气的宣发肃降，脾气的运化，三焦的通调水道外，更需要肾气的蒸腾气化功能。肾气之蒸腾气化功能下降，水液排泄受阻则停于体内，而成水肿如真武汤证、二仙参附强心汤证。肾主纳气，肾为气之根，肺为气之主，肺主呼，肾主纳，呼纳阴阳和合，则呼吸调匀。在人体呼吸运动中，肺气肃降有利于肾的纳气，肾精肾气充足，纳摄有力，也有利于肺气的肃降，肾精肾气不足则肾不纳气，呼多吸少，多见于肺胀、喘证等久病之人。

2.肾在志为恐。《素问·阴阳应象大论》曰"有脏为肾……在志为恐"，言明恐为肾之志。恐的情志活动主要以肾中精气为物质基础，肾中精气充足，蛰藏有度，则恐而不过，有所节制；肾中精气不足，蛰藏失司，则易畏惧、惶恐不安、大恐、多恐，恐则气下，表现为下焦胀满，甚至二便失禁、遗精。另外，从气机上来讲，惊恐都属于肾所主，恐则气下，惊则气乱。长期的恐惧或突然意外惊恐，皆能导致肾中精气受损，所谓"恐伤肾"就是这个意思。因此，神志方面的疾病可从肾入手，如无名恐惧、精神分裂症等。

3.肾在液为唾。《素问·宣明五气》曰"肾为唾，是谓五液"。肾经有一络上夹舌本，通舌下廉泉、玉英二穴而泌唾，故唾为肾液。肾藏一身之元阴元阳，肾液之唾不能轻易地外吐，是人身至宝。从中医养生的角度来讲唾为非常重要的人身津液，道家养生之"咽唾"甚至被作为一门养生功法练习，把唾涎说成是金精玉液。脾为涎，肾为唾，常合称之唾涎，二者关系密切。因此，唾涎的疾病，往往既从肾治，也从脾治。

4.肾主骨生髓,通于脑,脑为髓海,其华在发；齿为骨之余。肾能生骨髓，骨对站立、行走有直接的作用，肾中精气充足，身体骨骼发育才强健，就能早站立，早行走，耐奔跑，齿健发茂，反之则迟、则软。当然久立、久行也不利于骨，进而伤肾，即"五劳七伤"伤的也是肾。髓海有余则轻劲有力，髓海不足，则脑转耳鸣，胫酸眩冒，目无所见，懈怠安卧。如果肾精亏虚不能生髓，髓海不足，就会出现头晕脑鸣，元神涣散。因此，所有骨方面的疾病如骨折、骨软、骨痛、牙齿松动酸软等，头发方面的疾病如脱发、白发，神经系统方面的疾病如头晕脑鸣、失眠多梦等均多从肾入手。

5. 肾开窍于耳和二阴。肾的开窍很有特色，别的五脏都是开于一窍，肾却开于两窍或者说三窍，耳、前阴、后阴。《灵枢·脉度》曰"肾气通于耳，肾和则耳能闻五音矣"。肾气肾精充盛，耳的功能就正常，就听声辨音，反之则耳聋耳鸣。肾同时还开窍于二阴，一则因肾主水，而前后二阴恰好是水液排出人体的通道，都是由肾所主的；二则不管是大便还是小便，都是由水谷化生而来的，而化生水谷为脾胃的功能，所以"肾为胃之关"。肾中精气不足，就会表现为大小便异常，也可能影响到脾胃的功能，这是肾脏病的另外一种现象。三则前阴除了是溺窍之外，它还是精窍，肾与生殖密切相关。因此，肾中精气不足，则会表现为前阴的一些症状，如男子阳痿、早泄、遗精、精浊或者妇女白带异常，以及各种生育方面的疾病和问题。

6. 由于肾的生理功能特点，决定了肾的病理性质是以虚为主，多为本虚标实，因虚致实。因此，肾系疾病的治疗多以补益为主，而且是肝肾同调。因为肝肾同源，肝藏血，肾藏精，精血同源。阳虚宜温补，阴虚宜滋补。阳虚水泛者配以利水化瘀法，阴虚湿热者配以清热化湿法；阴阳两虚者兼而补之。

● 水肿

案一　　　　　门诊病历

于某，男性，69 岁。2020 年 1 月 7 日初诊。

因"双下肢水肿半年"就诊。刻下症：下肢按之没指，面部、上肢无水肿，站立后症状加重，纳差便溏，气短乏力，腰部冷痛酸重，尿量偏少，舌质淡胖、苔白，脉沉细。各项检查均未见异常。

诊断：水肿。

辨证：脾肾两虚。

治法：健脾温肾，益气利水。

方药：五苓散加减

处方：茯苓 30g，白术 15g，泽泻 12g，猪苓 12g，桂枝 15g，益母草 15g，泽兰 12g，仙鹤草 30g，仙茅 15g，淫羊藿 24，制附子 15g（先煎），大腹皮 12g，生黄芪 60g，车前子 12g(包煎)，生姜 3 片。

共 7 剂，水煎服，每日 1 剂。

2020年1月14日二诊: 用药后下肢水肿渐消,尿量有所增加,大便成形,气短乏力明显改善,仍腰冷,夜尿频,脉沉。在前方基础上去泽兰、仙茅、大腹皮、生黄芪,加牛膝 12g、山茱萸 12g、熟地黄 15g、山药 18g、牡丹皮 9g,改仙鹤草为 24g、泽泻为 9g。共 14 剂,煎服法同前。

按语

晋师认为水肿之病，是以肾为本，肺为标，脾为枢。而本证之水肿乃因患者中阳不振，健运失司，气不化水致下焦水邪泛滥，故身肿，腰以下尤甚；脾虚运化无力故便溏纳差；肾虚而水湿内盛，故腰痛酸重；肾阳不足，膀胱气化无力则尿量减少，均为脾肾不足的表现。故初诊以茯苓、猪苓、泽泻、车前子实脾利水，从上导下；大腹皮辛温下气宽中，利水消肿；生黄芪益气利水；白术健脾益气固本以利水；桂枝、附子温阳化水以标本同治；益母草、泽兰活血化瘀利水以增强化水之功。仙灵脾（淫羊藿）、仙茅、仙鹤草为晋师治疗虚证水肿时的常用药组，其中淫羊藿为补命门、益精气、补肾壮阳之要药，其在补益肝肾之后，还能强心力，治老人昏耄，中年健忘；仙茅又称山党参、仙茅参，性味辛热，补五劳七伤，由于其温燥之性强，有一定的毒性，所以使用时常配伍淫羊藿这类补精药物以达平衡；仙鹤草止血功效高，补益功效强。三者合用，总体性味偏温，具有调节机体免疫力的作用，为扶正补虚的良方。二诊时水肿明显消退，但患者腰冷、夜尿频等肾阳不足的表现突出，故在五苓散的基础上合用金匮肾气丸以温补肾阳，化气行水。

案二　门诊病历

孟某，男，33岁，教师，贵州人。2013年5月23日初诊。

因"尿蛋白阳性半年余"就诊，西医诊断为慢性肾小球肾炎。平素口服醋酸泼尼松龙片20mg/d维持治疗。刻下症：眼睑、下肢水肿，乏力，稍怕冷，出汗多，纳可，小便黄，大便不成形。舌淡红、苔微腻，脉细滑。辅助检查：尿常规提示尿蛋白（3＋），尿潜血（＋）。

诊断：水肿。

辨证：脾虚湿浊内郁兼气虚。

治法：化湿开郁健脾。

方药：三仁汤加减。

处方：玉米须30g，生黄芪24，薏苡仁24g，杏仁12g，白豆蔻3g，竹叶12g，甘草4g，厚朴6g，通草4g，滑石24g，半夏12g，女贞子12g，茜草15g，陈皮3g，芡实30g，生姜2片。

共14剂，水煎服，每日1剂。

半月后复诊：患者诉水肿减轻，怕冷，乏力，出汗多，大便不成形等症状均有改善。复查尿常规提示尿蛋白由（3＋）降为（＋），尿潜血阴性。继续守方15剂后三诊时诉精神明显好转，醋酸泼尼松龙现已减量为10mg/d，未诉特殊不适。尿常规提示尿蛋白（＋），尿潜血阴性。前方加减善后治疗3个月，尿蛋白转为阴性。

按语

慢性肾小球肾炎属中医水肿范畴，晋师认为本病病程长，但湿浊、痰瘀贯穿于疾病始终，部分患者湿久化热，会有一定的热象出现，但其热依附于痰湿之邪，治疗上仍重在化湿健脾，使脾气健运，湿去则热孤，常以三仁汤加减治疗慢性肾炎早中期患者，疗效明确。

案三

黄某，女，41岁，公务员。2019年4月16日初诊。

因"尿频伴泡沫3月"就诊。患者3月前因小便频、多泡沫于本院肾病科就诊，完善检查后诊断为IgA肾病。刻下症：尿频，偶有下肢水肿，夜尿3~4次/晚，口干，月经周期正常，量偏少，色正常，无痛经。舌淡、苔黄，脉濡。辅助检查：肾功能提示血肌酐168μmol/L，尿素氮正常，尿常规提示尿蛋白（1+），隐血（1+）。

诊断：水肿。

辨证：肝肾亏虚。

治则：补益肝肾，填精益髓。

方药：六味地黄汤加减。

处方：黄芪24g，玉米须24g，白芍15g，当归9g，女贞子12g，旱莲草18g，柴胡9g，茯苓12g，炙甘草4g，熟地黄18g，砂仁3g（后下），山茱萸9g，山药18g，泽泻9g，牡丹皮9g，陈皮3g，芡实18g。

共14剂，每日1剂，分3次温服。嘱饮食多食用山药、薏苡仁。

二诊：患者诉小便泡沫减少，夜尿频有所改善，每晚夜尿约1次，口干消失，近两日稍感视物模糊，以前方为基础合明目之品加减。

处方：枸杞子15g，菊花6g，沙苑子12g，蒺藜12g，谷精草12g，柴胡3g，甘草3g，熟地黄15g，砂仁3g（后下），山茱萸12g，山药18g，泽泻9g，牡丹皮9g，茯苓12g，车前子12g（包煎），密蒙花9g。

共14剂，煎服法与医嘱同前。

三诊：患者诉复查肾功提示血肌酐恢复正常，小便泡沫明显减少，经量偏少，大便次数稍多、质偏稀，舌淡、苔薄黄，脉细，故在前方基础合补肾调经之品加减。

处方：熟地黄 15g，山茱萸 15g，山药 15g，砂仁 3g（后下），泽泻 9g，牡丹皮 9g，茯苓 12g，白芍 15g，当归 9g，柴胡 9g，炙甘草 4g，牛膝 12g，女贞子 12g，旱莲草 18g，百合 18g。

共 14 剂，煎服法与医嘱同前。

按语

该患者之病乃邪毒伤阴伤气，致肾关不固蛋白外泄，此病案治疗之法，在于补益肾气为主。晋师选用六味地黄汤以补益肝肾、填精益髓，同时用黄芪加强益气固肾之功。二诊时患者感视物模糊，晋师考虑肝血不足以濡养，加用密蒙花、谷精草等明目之药同时加之枸杞子、白芍养血柔肝。三诊时患者经量少，考虑营血不足，加用旱莲草、女贞子养血调经。此案中还应注意柴胡的不同用量及其功效的区别，初诊时柴胡用量 9g，取其逍遥散中疏肝之功效，二诊时柴胡用量仅 3g，取其升清作用，引药以上达头目。

案四　　　　门诊病历

张某，女，47 岁。2014 年 5 月 14 日初诊。

因"反复蛋白尿 1 年"就诊。患者 1 年前无明显诱因出现双侧腰痛，伴双下肢水肿，于当地医院检查，尿常规示蛋白质（+），潜血（2+），颗粒管型（+），诊断为"慢性肾小球肾炎"。经治疗后（具体不详）临床症状基本消失，但仍有顽固性蛋白尿，尿蛋白波动于（+）～（2+）。肾功能基本正常。刻下症：双下肢轻度水肿，乏力，纳差，时感恶心，口干，小便量少，大便正常，舌暗红、苔白厚腻，脉弦细。血压：145/85mmHg。

诊断：水肿。

辨证：脾肾不足，阴亏津阻。

治法：健脾行气祛湿，补肾滋阴。

方药：六味地黄汤加减。

处方：生黄芪 60g，茯苓 30g，泽泻 15g，熟地黄 15g，生地黄 15g，牡丹皮 15g，山药 30g，山茱萸 15g，制大黄 15g，小蓟 15g，白茅根 30，益母草 30g，玉米须 30g，薏苡仁 30g，海藻 30g。

共 10 剂，水煎服，每日 1 剂。

2014 年 5 月 24 日二诊：患者小便量增多，水肿减轻，口干缓解，已无恶心感，乏力症状好转。查尿常规示尿蛋白（＋），尿潜血（＋）。继以六味地黄汤加减，并嘱患者注意休息，低蛋白饮食。

2014 年 6 月 4 日三诊：复查尿常规正常，自觉症状也明显减轻，继续以前方思路巩固治疗。

按语

该患者为肾虚兼湿浊，属虚实夹杂之证，治疗当虚实同治。晋师治疗此病多以六味地黄汤补虚，以白茅根、玉米须、益母草等利湿化瘀。对于尿蛋白多者，晋师常用生黄芪 - 玉米须药对。该患者的用药上，制大黄 15g 为一亮点，用此以活血泄浊以减轻肾脏负担。

案五　门诊病历

夏某，男，57 岁，普通职员。2012 年 6 月 7 日初诊。

因"反复水肿 1 年"就诊。患者 1 年前出现乏力、颜面部水肿，于外院完善相关检查后诊断为"慢性肾衰竭"，血肌酐最高时达 345μmol/L，尿素氮 20mmol/L，予护肾药、激素口服治疗后指标有所下降。刻下症：口干、眼干，乏力，小便泡沫，夜间小便次频，5 ~ 6 次 / 晚，大便每日 1 次、质稀溏。舌质红、苔薄黄，脉沉弦。

诊断：水肿。

辨证：肝肾不足证。

方药：滋水清肝饮加减。

处方：桑叶 12g，黑芝麻 18g，熟地黄 18g，山药 18g，山茱萸 18g，泽泻 9g，牡丹皮 9g，茯苓 12g，栀子 3g，牡蛎 18g，白芍 15g，当归 9g，柴胡 9g，炙甘草 4g，沙苑子 12g，生姜 2 片。

共 14 剂，每日 1 剂，分 3 次温服。嘱多食用铁棍山药、薏苡仁。

2012 年 6 月 25 日二诊：患者感乏力明显改善，夜间小便 2～3 次，泡沫尿减轻，大便次数由 1 次变为 2～3 次，精神状态改善。以六味地黄汤加减治疗。

处方：黄芪 30g，熟地黄 12g，生地黄 12g，山药 12g，山茱萸 12g，丹参 12g，泽泻 12g，牡丹皮 12g，茯苓 12g，砂仁 3g（后下），桑寄生 15g，杜仲 12g，益智仁 5g，乌药 5g，陈皮 4g，车前子 12g（包煎），生姜 2 片。

共 14 剂，煎服法同前。嘱患者若大便次数增多不必紧张，此乃通过泻大便以降肌酐水平，余同前。

2012 年 7 月 14 日三诊：患者诉复查肾功提示血肌酐 124μmol/L，尿素氮 10.9mmol/L，夜间小便频明显减轻，颜面部水肿消退。继以前方加减以善后。

处方：紫苏 9g，熟地黄 12g，砂仁 3g（后下），山茱萸 12g，山药 12g，泽泻 9g，牡丹皮 9g，茯苓 12g，牛膝 12g，白芍 12g，当归 9g，木瓜 12g，百合 18g，石斛 12g，柴胡 9g，炙甘草 4g，枇杷叶 15g，生姜 2 片。

共 14 剂，煎服法同前。

按语

本案与前文案四一为慢性肾小球肾炎，一为慢性肾衰竭，均以六味地黄汤为主方进行加减治疗。晋师常用此方治疗慢性肾脏病患者，且生熟地黄同用，因慢性肾脏病既往用药多有激素，晋师认为激素药为补阳壮阳药，过用易伤及阴液，故常生熟地黄同用以顾护阴液。尿蛋白高者，常配伍大剂量黄芪（可达60g）降尿蛋白，或使用海藻，亦可用昆布，既能降尿蛋白，又取其咸能润下，寒能泄热引水之功。方中制大黄重用，旨在化瘀通络，导滞生新，同时使难以从小便排出的邪毒从大便而出。

段某，男，21岁。2012年1月15日初诊。

因"发现尿蛋白、隐血阳性4年余"就诊。患者4年前因体检发现尿蛋白、潜血阳性在重庆市某三甲医院诊断为"慢性肾炎"，一直未规律治疗。半月前因感冒后神疲乏力、低热在某三甲医院住院诊断为"慢性肾衰竭"。刻下症：腰酸胀隐痛，神疲倦怠，尿少，大便干，舌暗红、苔腻，脉沉细。血压偏高（具体不详）。尿常规示尿蛋白（4+），隐血（3+），血肌酐707μmol/L，尿素氮17.9mmol/L。

诊断：水肿。

辨证：肾虚痰浊瘀结。

治法：补肾凉血化瘀。

方药：六味地黄汤加减。

处方：生黄芪60g，玉米须30g，陈皮3g，熟地黄18g，砂仁4g（后下），山茱萸15g，泽泻12g，牡丹皮12g，茯苓12g，女贞子12g，车前子12g（包煎），怀牛膝12g，杜仲12g，桑寄生12g，山药30g，制大黄4g。

共30剂，水煎服，每日1剂。

2013年2月20日二诊：患者诉疲倦，精神差，大便干等症状改善，血压正常，尿常规示尿蛋白（2+），潜血（+），肾功示血肌酐355μmol/L，尿素氮17.1mmol/L。仍诉腰酸胀明显。前方加续断15g，继予30剂，煎服法同前。

2013年5月30日三诊：患者诉腰酸胀改善，血肌酐、尿素氮降至正常，尿常规尿蛋白（+），潜血（-）。疗效明确，尿蛋白未完全转阴，故以前方加地龙6g，再进30剂。后患者随访仍以前方加减调理8月痊愈。

按语

晋师在慢性肾炎的治疗过程中注重"给邪找出路"，常以开郁化湿健脾、补肾凉血化瘀为基本法，强调辨证，灵活组方，守法而从不拘泥于古方。其中慢性肾炎病程长，病机复杂，寒热夹杂，气血郁阻，故准确辨别虚实是本病最为基本的一步。

晋师在慢性肾炎治疗中常根据重庆湿气重的气候特点，常用薏苡仁、白豆蔻等化湿开郁健脾之品。早中期多以邪实为标，脾肺虚为本。邪实多以热郁湿浊（湿热、痰浊）为主，治疗多以化湿开郁健脾为主，给邪气找出路，常以三仁汤为基本方临床辨证加减治疗。兼恶心干呕、腹胀纳呆者加藿香、紫苏梗、苍术、砂仁；兼发热者加连翘、草果、槟榔、柴胡、甘草、芦根、荆芥、防风；兼气虚者加生黄芪、党参、白术、陈皮；兼水肿者加玉米须、益母草、泽泻、茯苓、猪苓；兼小便潜血者加地榆、藕节、女贞子、茜草。中后期多以脾肾虚为本，邪实（阴伤血瘀）为标，阴阳、寒热、虚实等矛盾错综复杂，痰浊、瘀血、邪热等病理产物淤积于内。针对瘀血痰浊为治疗之难点，治以补肾凉血化瘀，常以六味地黄汤为基本方临床辨证加减治疗。气虚者加生黄芪、党参；水肿尿少者加玉米须、益母草；阴虚有热者加知母、黄柏、炒栀子；畏寒阳虚者加制附子、肉桂；夜尿频者加益智仁、芡实。

晋师在慢性肾脏病后期（尿毒症期）的治疗中，重视养阴，清除瘀血、痰浊等病理产物，"给邪找出路"。但特别注意顾护正气，用药平和，多用当归（6～9g）、大黄（3～5g）等药，剂量轻浅，去浊化瘀而不伤正，并且使浊瘀之邪从大便而解。大黄具有导滞泄浊、活血解毒、利尿清热、改善肾小球膜功能等作用，但大便本溏者不宜用。当归具有补血活血、止痛、润肠、抗缺氧、调节机体免疫功能等作用。晋师常重用黄芪（30～60g）配地龙（3～9g）降血压、消蛋白尿，临床疗效明确。

● 淋证

赵某，男，44岁。2022年3月29日初诊。

因"尿频尿急3月余"就诊。患者3月前无明显诱因出现尿频尿急，排尿困难，伴尿不尽，排尿结束后尿痛缓解，于2022年3月10日在当地医院泌尿外科住院，诊断为"双侧输尿管扩张伴肾积水、慢性肾功能不全"。予"输尿管支架置入"失败，建议患者行双肾造瘘术，患者拒绝，要求保守治疗，遂求治于晋师门诊。患者既往于2019年行"直肠癌根治术"及2020年因"转移性肝癌"行"肝部分切除术"。辅助检查（2022年3月8日）：直肠癌肝转移、肝部分切除术后复查，与2021年1月24日相比，双侧肾盂、输尿管积水扩张，膀胱壁增厚，膀胱转移待排，余腹部情况变化不大。膀胱镜（2022年3月11日）：双肾积水伴肾功能不全；直肠癌术后；前列腺增生症；膀胱憩室。刻下症：尿频尿急，自觉口干渴、口甜，舌淡、苔腻，脉沉。

诊断：淋证。

辨证：邪入膀胱，气化不利。

治法：利水渗湿，温阳化气。

方药：五苓散加减。

处方：仙鹤草24g，橘核6g，山药24g，石莲子15g，茯苓18g，猪苓12g，泽泻9g，白术12g，桂枝9g，藕节12g，桑螵蛸6g，乌药6g，益智仁5g，通草2g，泽兰12g，生姜3片。

共14剂，水煎服，每日1剂。

患者后因疫情原因无法前来复诊，电话回访诉服药后尿频尿急症状明显缓解。

按语

《伤寒论》第71条曰："太阳病，发汗后，大汗出，胃中干，烦躁不得眠，欲得饮水者，少少与饮之，令胃气和则愈。若脉浮，小便不利，微热消渴者，五苓散主之。"五苓散为"气化不利"的"太阳蓄水证"而设，该患者口干渴、小便不利的临床表现正合此证。小便不利则为蓄水，水蓄下焦，气不化津，水津不布，故烦渴欲饮。水为阴邪，必为阳化，阳通则水行。湿为阴邪，非温不化，"通阳不在温，而在利小便"，其本质都是让"湿邪有出路"，而不是一味地"祛湿或者清热"。晋师形象地说"要透气，得通风，打开窗户让风吹，使气机流通起来，达到气通湿化的目的"。晋师强调该患者有直肠癌、肝癌、肾功能不全等多种疾病，化验检查结果纷繁复杂，治疗时我们不能只依据这些西医的检查结果，"急则治其标"，患者此次就诊是为解决尿频急的问题，故治疗时不要本末倒置。

案二 门诊病历

彭某，男，68岁。2021年5月28日初诊。

因"尿频、尿痛两月余"就诊。患者述两月前出现尿频、尿痛，偶有肉眼血尿，于当地医院泌尿外科就诊，行腹部超声（2021年3月2日）提示膀胱占位（2.1cm×3.2cm×2.5cm），腹部CT提示膀胱右壁新生物，前列腺体积增大。建议患者手术治疗，患者拒绝，为求保守治疗，遂来晋师门诊。刻下症：尿频、尿痛，无其余不适，纳眠可，舌质红、苔白腻，脉濡。

诊断：淋证。

辨证：湿热蕴结，气机不畅。

治法：清利湿热，调畅气机。

方药：三仁汤加味。

处方：连翘9g，制半夏12，滑石18g，厚朴9g，通草3g，甘草3g，淡竹叶12g，白豆蔻3g（后下），杏仁9g，荔枝核9g，橘核9g，薏苡仁

24g, 海螵蛸 15g, 白花蛇舌草 30g, 仙鹤草 24g。

共 14 剂, 水煎服, 每日 1 剂。

2021 年 9 月 2 日二诊: 患者出现尿血, 排尿困难, 尿痛, 舌质红、苔腻, 脉濡。前方去荔枝核、橘核, 加浙贝母 5g、山慈菇 15g、地榆 12g。共 14 剂, 煎服法同前。

2022 年 1 月 25 日三诊: 患者诉再次出现血尿, 尿痛, 下腹胀, 复查腹部超声 (2022 年 1 月 24 日) 提示膀胱占位 (5.97cm×6.0cm×7.4cm) 舌质淡、苔腻, 脉沉。前方去连翘、浙贝母、山慈菇、地榆, 加延胡索 9g、石莲子 18g、乌药 6g。共 14 剂, 煎服法同前。

2022 年 2 月 9 日四诊: 患者血尿, 尿不畅, 贫血, 纳差乏力, 双下肢肿。舌质淡红、苔薄, 脉沉细。患者此时正虚为主, 治以柴芍六君加减。

处方: 海螵蛸 15g, 浙贝母 5g, 柴胡 9g, 白芍 15g, 党参 12g, 白术 12g, 茯苓 12g, 炙甘草 4g, 制半夏 12g, 陈皮 9g, 蒲公英 18g, 仙鹤草 24g, 白花蛇舌草 30g, 乌药 6g, 桑螵蛸 9g, 石莲子 9g, 生麦芽 12g。

共 14 剂, 煎服法同前。

按语

膀胱癌是泌尿系统最常见的肿瘤, 中医属 "血淋" "癃闭" 范畴。膀胱为州都之官, 肺为水之上源, 脾主运化水湿, 肾主水与膀胱相表里, 心与肾乃水火相济, 故晋师认为本病为本虚标实, 心肾不交, 水火无制, 清浊相干, 热蓄下焦致膀胱里急, 水道不通, 脏腑功能失调, 上、中、下三焦同病, 病机在于三焦气化失常, 故与三仁汤证相符, "气化则湿化, 气行则湿亦行。肺气宣通则水道通调, 湿从小便而去"。

《丹溪心法》云 "凡人身上中下有块者多是痰", 故化痰散结为晋师治疗肿瘤所常用治法, 四诊时用柴芍六君子汤健脾平肝, 理气化痰, 并配海螵蛸禀天春和之木气, 入足厥阴肝经, 可散寒热, 得地北方之水味, 入足少阴肾经, 咸能软坚。浙贝母清热化痰、散结消痈, 润而不燥。山慈菇《本草新编》言其可治怪病，因怪病多起于痰，山慈菇正消痰之药。仙鹤草、白花蛇舌草为晋师治疗肿瘤常用药对，仙鹤草止血、消积补虚，白花蛇舌草性平清热解毒，现代研究显示二者均有抗癌作用。二者合用，扶正而不留邪、止血而不留瘀。

该患者病情三诊时复查肿瘤较前明显增大，症状也有加重之势，一是与疾病本身进程有关；二是由于患者间断就诊服药，前三次就诊间隔长达3个月，每每病情加重时遂来复诊，故临床上要嘱咐患者坚持治疗。

案三　　门诊病历

凌某，男，38岁。2018年4月3日初诊。

因"右侧腰、腹部疼痛伴尿频两天"就诊。患者诉两天前无明显诱因出现右侧腰、腹部疼痛，伴有尿频，无尿痛及血尿，曾在当地医院就诊，行泌尿系彩超检查提示右肾轻度积水伴右侧输尿管上段轻度扩张。建议患者住院治疗，患者拒绝。为寻求中医治疗，故求诊于晋师门诊。现患者仍有右侧腰腹部疼痛，呈间歇性胀痛，伴有尿频、尿痛，时有肉眼血尿，口干，纳眠一般，大便正常。舌红、苔黄腻，脉滑数。

诊断：石淋。

辨证：下焦湿热蕴结。

治法：清热利湿，通淋排石。

方药：三金排石汤加减。

处方：金钱草60g，鸡内金30g，海金沙15g（包煎），瞿麦15g，薏苡仁30g，通草6g，滑石20g，石韦15g，茯苓15g，萹蓄24g，川牛膝12g，黄柏15g，白茅根20g，小蓟20g，桃仁10g。

共7剂，每日1剂，水煎分3次餐后温服。

2018年4月12日二诊：患者服上药7剂后腰腹部疼痛明显减轻，仍有尿频，无尿痛及肉眼血尿，舌淡、苔薄黄腻，脉滑数。三金排石汤合三仁汤加减治疗。

处方：金钱草 60g，鸡内金 30g，海金沙 15g，车前子 15g（包煎），薏苡仁 30g，杏仁 10g，白豆蔻 3g（后下），淡竹叶 15g，甘草 6g，厚朴 9g，通草 6g，滑石 20g（包煎），半夏 12g，石韦 15g，延胡索 9g。

共 7 剂，煎服法同前。

2018 年 4 月 20 日三诊：上述症状均消失，轻微口干，大小便正常。复查彩超未再提示明显肾积水及输尿管扩张。嘱上方继续服用 7 剂巩固疗效。

按语

晋师认为石淋多为过食辛热肥甘之品，或嗜酒太过，酿成湿热下注膀胱，尿液受其煎熬，日积月累，尿中杂质结为砂石，治疗当以清热利湿、通淋排石、凉血止血、软坚散结为主。故晋师以"三金排石汤"为主方清热利湿、通淋排石，同时配以萹蓄、瞿麦清热通淋，滑石善利六腑之涩结，石韦、茯苓、川牛膝、黄柏、薏苡仁清热利湿，利尿以助石下行。白茅根、小蓟凉血止血；桃仁活血化瘀。诸药配合，共奏清热利湿、通淋排石之功。二诊患者症状缓解明显，无尿痛及肉眼血尿，故在三金排石汤基础上合用三仁汤加强清热利湿通淋之功。

案四　　　　　门诊病历

刘某，男，40 岁。2014 年 6 月 6 日初诊。

患者腰痛，右侧为甚，小便色黄，频涩热痛。平素胃脘满痛，喜温喜按，胃纳较差。体瘦乏力，面黄少华，脉滑数，舌红、苔微腻。辅助检查：尿常规示尿蛋白（−），尿潜血（＋），白细胞（＋），上皮细胞少许，尿培养示含白色葡萄球菌。肾盂静脉造影示除右侧肾盂排泄迟缓，双侧肾盂肾盏未发现异常。

诊断：石淋。

临证医案

辨证：水热互结。

治法：清热利水，行气排石。

方药：猪苓汤加减。

处方：党参24g，猪苓12g，苍术15g，桑寄生30g，续断15g，茯苓12g，泽泻12g，滑石24g（包煎），车前子12g（包煎），木香5g，萹蓄24g，海金沙24g（包煎），厚朴9g，柴胡4g，降香6g，牛膝12g。

共14剂，水煎服，每日1剂。

2014年6月16日二诊：患者诉服6剂后腹痛加剧，腹亦挛痛，继之从尿道排出体积大小不等的结石，各症随之俱减。继服原方14剂，煎服法同前，并嘱患者注意休息，饮食清淡，多饮水。6月25日复查尿常规正常，泌尿系B超检查未见异常。

按语

本病初期医者往往过用苦寒清利排石之品，而晋师认为对石淋患者，勿过用苦寒清利之品，要辨证施治，时刻把握病机，在清利的同时，当以气机升降畅通为要，一通百通，佐以健脾固肾之品，以益气扶正。

● 阴痛

门诊病历

钟某，男，43岁，民工。2013年9月15日初诊。

因"反复会阴部隐痛、胀痛伴尿频、尿急两年，复发两天"就诊，患者两年前无明显诱因出现会阴部隐痛、胀痛伴尿频、尿急，于当地医院就诊，泌尿系统B超提示前列腺肥大，诊断为"慢性前列腺炎""精索炎"。治疗两年（具体不详），病情反复，症状缓解不明显，两天前复发。刻下症：会阴部隐痛、胀痛，并伴有咽喉痛，平素怕冷、四肢冰凉，睡眠差，多梦，神疲乏力，尿频、尿急、夜尿多，舌质淡、苔白厚腻，脉细而沉。

诊断：阴痛。

辨证：厥阴寒证。

治法：回阳祛阴。

方药：四逆汤加减。

处方：制附子 15g（先煎），干姜 9g，炙甘草 9g，吴茱萸 12g，白术 12g，当归 15g，荔枝核 9g，橘核 9g，石莲子 30g，党参 24g，肉桂 6g，川牛膝 12g，鸡血藤 15g，生姜 5 片。

共 7 剂，水煎服，每日 1 剂，分 3 次温服。忌生冷、不易消化食物。

2013 年 9 月 27 日二诊：患者诉阴部胀痛明显改善，尿频、尿急缓解，怕冷也明显改善，纳差、精神好转。稍有口干，但不喜饮，舌淡、苔白稍腻，脉细沉。继予前方 14 剂，服法与医嘱同前。

2013 年 10 月 15 日三诊：患者诉会阴隐痛、胀痛基本缓解，小便正常，纳差、神疲乏力、多梦及四肢凉、怕冷等症状明显缓解。舌淡红、苔薄白，脉稍弱。以附子理中汤加减善后。前方去当归、肉桂、川牛膝、鸡血藤，改制附子为 6g、干姜为 6g、炙甘草为 4g、吴茱萸为 3g、石莲子为 24g、生姜为 3 片。共 14 剂，煎服法与医嘱同前。

随访半年，未再复发。

按语

此病乃厥阴阴寒太盛所致，阴部为厥阴肝经所过，阴寒之邪稽留于此，脉络阻塞，不通则痛，且见尿频尿急之状；阴寒太盛，逼出元阳，元阳从咽部而欲出，故而咽痛。晋师治病注重先别阴阳，重视固护人体阳气，若辨证为阳虚的，常以四逆汤配伍加减进行治疗。本案患者有怕冷、四肢冰凉，眠差多梦，神疲乏力，脉细而沉等明显阳虚的表现，故以四逆汤合附子理中汤为主方。因病位在厥阴肝经，故配伍吴茱萸引药入经，患者疼痛在会阴部，故配伍荔枝核、橘核、石莲子理气散结止痛，该病案体现了晋师以辨证论治出主方，以辨病论治行加减的治疗思想。

气血津液疾病

气、血、津、液是构成人体五脏六腑、四肢百骸、奇经八脉、肌肉筋骨和维持人体生命活动的最基本物质，同时也是脏腑正常生理活动的产物，受脏腑支配。一旦气、血、津、液发生病变，不仅会影响脏腑的功能，亦会影响人体的生命活动。反之，脏腑发生病变，必然也会影响气、血、津、液的变化。

气是由先天之精气（肾藏精气）、水谷精微之气、肺吸入的自然界之清气，三者通过肺、脾、胃、肾的综合作用而成，包括元气、宗气、营气和卫气，具有推动、温煦、防御、固摄、气化的功能。气机升降以脾、肺、肾最为重要，肾是气机升降之本，肝升肺降，脾升胃降。

血行于脉中，由脾胃化生的水谷精微注于心脉化赤而成，还可以通过肾藏之精转换而来，因肝肾同源，精血互生，具有营养滋润全身的作用（"血主濡之"），是机体精神活动的主要物质基础（"血气者，人之神，不可不谨养"）。血之生成运转以脾胃为主，与心、肺、肝、肾关系密切。

津液是人体一切正常水液的总称，是由饮食水谷通过脾胃运化、小肠和大肠的吸收而生成（分清别浊），通过脾气散精、肺朝百脉、肝主疏泄、肾主水液、三焦决渎完成全身输布，通过汗、呼气、二便而完成排泄。津液具有滋润濡养、化生气血、调节机体阴阳平衡、排泄代谢产物、运载全身之气的功能，津液代谢与肺、脾、肾三脏关系最为重要。

气、血、津、液间的关系极为密切，既相互依存，也相互影响。气为阳，血属阴；气主煦之，血主濡之；气为血之帅，血为气之母；气能生血，气能行血，气能摄血，血能生气，血能载气。气能生津，气能行津，气能摄津，津能化气，津能载气；血和津液都是液体，都具有滋润濡养的作用，精血同源，二者可相互转化，血汗同源，汗属津液，夺血者无汗，夺汗者无血。

晋师对气血津液疾病的认识如下。

1.五脏六腑的功能与气血津液的生成输布密切相关。五脏六腑病证均与气血津液失常有关，而气血津液的代谢失常多继发于五脏六腑功能病变，气血津液代谢失常所形成的病理产物又可加重脏腑病变，使得病情进一步发展。

2.外感六淫和七情内伤等致病因素是导致脏腑功能失调，进而出现气血津液生成不足或亏损过度、运行失常、输布失度的主要因素，是气血津液病证的基本病机。气机郁滞可导致郁证，血溢脉外可导致血证，水液不循常道停聚体内可导致痰饮，津液输布失常可导致消渴，阴阳失调，营卫失和可导致汗证，气机逆乱、升降失常、气血不相顺接可导致厥证，气虚阴阳亏损，日久不复可导致虚劳、内伤发热，气虚痰浊湿盛引起肥胖，气血痰湿毒瘀蕴结可导致癌病。

3.注意抓主症。晋师认为，气血津液病证繁多，病机复杂，临床辨证要注意抓主症，辨清寒热、虚实，把握住大方向，注意疾病虚实之间的关系和转化，根据疾病不同阶段的病机特点，进行辨证论治。

4.首辨虚实。气血津液病证的辨证当分清虚实，特别是气血津液运行失常者，多属于实证，当以通导疏利为原则，要注意给邪以出路；而气血津液虚损者多属于虚证，当以滋补濡养为原则，重视补益脾胃，但要补不敛邪，补不碍脾。

5.重视气、血、津液三者的关系。注意将气为血帅，气能行血、行津，气能摄血、摄津，血为气母，津、血能载气，津血同源等理论，用于指导气血津液有关病证的临床治疗。

● 内伤发热

案一 　　　　　　　门诊病历

刘某，女，17岁，重庆万州人。2014年10月28日初诊。

因"反复发热1年"就诊。患者诉1年前出现发热、畏寒、出汗，最高体温达40℃，到多家医院就诊，均未明确诊断。刻下症：发热、畏寒、出汗，体温在38～40℃波动，纳差脘痞，神疲乏力，肢体困倦，大便稀溏不爽，小便黄。舌淡、苔腻，脉滑数。

诊断：湿瘟发热。

辨证：湿热阻于膜原，气机不利。

治法：化湿和解，清泄少阳。

方药：小柴胡汤合达原饮加减。

处方：柴胡12g，枳壳9g，槟榔9g，黄芩4g，白芍15g，厚朴9g，草果9g，甘草4g，半夏12g，党参18g，大枣12g，桑叶15g，生姜3片。

共7剂，水煎服，每日1剂。

1个月后电话随访，患者诉3剂后发热缓解，5剂后全身轻松，精神好转，7剂服完后发热未再复发，所以未复诊。

按语

湿瘟发热为感受湿热之气，阻于少阳，侵入膜原半表半里，阻碍气机，清阳不升，浊阴不降，郁久而发热。此病虽多发于夏秋之节湿盛之季，然四时皆可发病，治宜化湿和解，清泄少阳，开达膜原，使气机升降自如，蕴郁之邪得解，而身热自退。故予达原饮开达膜原，小柴胡清泄少阳，疏散半表半里之邪。桑叶质地轻灵，疏散风热，有开窗引邪外出之功。本案重在开达膜原，化湿和解，引邪外出。湿热蕴结于少阳膜原，久蕴化热，无路可出，只有开达膜原，引邪外出，方能解蕴。

李某，女，61岁，重庆大足人，退休教师。2014年2月27日初诊。

因"反复发热1月"就诊。患者诉1月前受凉后出现发热，体温38℃左右，夜间23点至次日凌晨1点最为明显，伴有骨痛、口干。先后到多家医院就诊，均未明确诊断，治疗后夜间发热、骨痛症状未缓解。刻下症：反复发热，体温在37.8～38.4℃，夜间23点至凌晨1点显著，伴有全身骨痛、口干不甚喜饮，纳差，大便稀溏，小便黄。舌淡红、苔白厚腻，脉沉濡。

诊断：湿瘟发热。

辨证：邪郁少阳证。

治法：开达膜原，辟秽化浊。

方药：达原饮加减。

处方：知母9g，槟榔9g，仙鹤草24g，黄芩3g，白芍15g，厚朴6g，草果9g，甘草4g，柴胡9g，制半夏12g，党参24g，大枣15g，桑叶15g，青蒿9g，地骨皮6g，生姜3片。

共3剂，水煎服，每日1剂，每日3次。

2014年3月5日二诊：患者诉服药3剂后体温逐渐降至37.5℃，骨痛减轻，饮食恢复，仍有口干。舌苔厚腻减退，脉沉濡。前方基础上去桑叶，加桑寄生15g，再进5剂，煎服法同前。

2014年3月24日三诊：患者诉发热症状已全部好转，仍诉骨痛、口干口苦，神疲乏力，睡眠差，多噩梦。舌淡红、苔稍腻，脉沉弦。

诊断：湿瘟发热。

辨证：余邪未尽，留滞少阳，郁热扰神。

治法：和少阳解表除痹，祛除余邪，清郁热安心神。

方药：柴胡加龙骨牡蛎汤加减。

处方：丹参12g，首乌藤30g，蒲公英18g，龙骨30g，牡蛎30g，柴胡 12g，制半夏 12g，党参 24g，炙甘草 9g，黄芩 4g，干姜 4g，大枣 15g，淫羊藿 24g，延胡索 9g，桑寄生 15g，生姜 3 片。14 剂，煎服法同前。

2014 年 4 月 14 日四诊：患者诉睡眠差、口苦等症全部缓解，未再做噩梦，全身骨痛明显缓解。前方去丹参、首乌藤，加杜仲 12g、枸杞子 15g、巴戟天 9g，调理善后。

案三 门诊病历

周某，女，57 岁，农民，重庆沙坪坝人。2014 年 6 月 27 日初诊。

因"反复发热 50 余日"就诊。患者诉 50 余日前受凉后出现反复发热，最高体温 38.3℃，午后及夜间明显。曾于多家医院就诊，均未明确诊断，检查结果未见异常。刻下症：发热，体温 38.2℃，头痛、头昏，神疲乏力，口干、口苦，晨起下肢酸胀痛，手足心热，大便稀溏。舌淡红、苔白厚腻，脉弦滑数。

诊断：湿瘟发热。

辨证：邪郁少阳证。

治法：开达膜原，透邪外出。

方药：达原饮加减。

处方：银柴胡 12g，槟榔 9g，薏苡仁 24g，知母 9g，黄芩 4g，白芍 15g，厚朴 9g，草果 9g，生甘草 4g，制半夏 12g，党参 24g，大枣 12g，仙鹤草 24g，蒲公英 24g，紫苏叶 9g，生姜 3 片。

共 5 剂，水煎服，每日 1 剂。

2014 年 7 月 3 日二诊：患者诉发热症状改善，体温降至 37.4～37.6℃，口干口苦、乏力神疲等均改善明显，仍诉下肢酸胀痛。舌淡红、苔稍腻，脉滑微数。药方对证，效不更方，继予前方加木瓜 18g，再进 5 剂，煎服法同前。

2014 年 7 月 10 日三诊：患者诉已无发热症状，下肢酸胀痛明显缓解，仍有乏力，纳差，大便溏。邪气已尽，但正气未完全恢复，以柴芍六君子汤加减。

处方：柴胡 12g，白芍 12g，制半夏 12g，陈皮 9g，南沙参 30g，茯苓 12g，炒白术 12g，炙甘草 4g，仙鹤草 24g，淫羊藿 18g，石斛 9g，紫苏梗 9g，紫苏叶 9g，生姜 3 片。14 剂，煎服方法同前。

按语

此两案患者均因湿瘟之邪留滞于膜原，又因误汗，导致正气受损，无力祛邪，正邪相争而出现发热。因秽浊之邪盛于正气，抗争乏力，故而发热体温不甚高；又因夜间子时阳气周始复生，欲抗邪气而见发热夜间明显。案二之骨痛，晋师认为非真骨痛，而是秽浊之邪阻滞少阳气机，气血不和，经络不通所致，故初诊时以达原饮加减开达膜原，仅在复诊时稍加补肾之桑寄生、淫羊藿、杜仲等。三诊时患者虽有骨痛，但此时病机发生变化，余邪未尽，留滞少阳，郁热扰神，故晋师以柴胡加龙骨牡蛎汤和少阳以解表除痹，清余邪以开郁安神。值得注意的是，处方中以青蒿配地骨皮而非鳖甲清虚热，究其原因是其虚热由热蕴所伤，非来自少阴之火，而其热也未入少阴故也。案三后期善后调理用柴芍六君子汤，其意有二：一者恐余邪未尽，用柴胡、紫苏叶解表透邪，使邪有出路；二者健脾扶正恢复正气，体现了晋师治病注重脾胃之特点。

• 自汗

付某，女，57 岁。2012 年 5 月 27 日初诊。

因"自汗、盗汗两天"求诊。患者两天前行脑垂体瘤术后出现自汗、盗汗，西医予补液、滑石粉外敷收涩止汗，症状不减。刻下症：怕风、怕冷，四肢凉，时值 5 月，天气炎热，房间空调温度为 27℃，但患者面色白，覆被，却足心外露，诉动则汗出，每到下午 5 点开始出汗，凌晨 5 点左右缓解，小便频，夜尿多，大便稀溏，舌质淡、苔白，脉沉细。

诊断：自汗。

辨证：阳虚不固。

治法：温经扶阳，调和营卫。

方药：桂枝加附子汤合归脾汤加减。

处方：桂枝 9g，白芍 15g，炙甘草 4g，大枣 15g，制附子 15g（先煎），山茱萸 15g，党参 24g，黄芪 24g，当归 9g，白术 12g，陈皮 4g，茯苓 12g，龙眼肉 12g，浮小麦 30g，牡蛎 30g，生姜 3 片。

共 3 剂，水煎服，每日 1 剂，分 3 次温服。

2012 年 6 月 2 日二诊：服上药 3 剂后自汗盗汗明显缓解，尿频、大便稀溏也有所改善。舌淡、苔白，脉沉细。继续以原方再进 5 剂后自汗、盗汗消失。怕冷、怕风、肢凉、尿频等症状均有明显改善。

按语

本案因手术后元气大伤，阳虚阴盛，元阳外越，迫汗而出所致，故重在回阳，元阳归位，则阴寒自散，营卫调和而自汗止，晋师治以桂枝加附子汤。其中桂枝汤调和营卫，解肌祛风，并用附子温补少阴元阳，加强扶阳温经固表的作用。总而言之，晋师认为表阳虚之漏汗，凡见怕冷恶风、四肢微急、冰凉、难以屈伸者之阳虚，均可应用桂枝加附子汤。并且治疗汗证喜用山茱萸温阳敛汗，用牡蛎以防补阳太过，又收涩止汗。加归脾汤以补脾气，助脾阳而止汗。

案二   门诊病历

刘某，男，46 岁，工人。2006 年 4 月 16 日初诊。

因"多汗 5 年，加重 1 周"来诊。近 5 年来，患者进餐时、活动后、情绪波动时汗出，头面部出汗尤为明显，近 1 周来加重，颈、胸、上肢出汗多，湿衣，就诊时，不时以毛巾擦汗，伴小便量少，排尿次数少，余无不适，舌淡红、苔薄白，脉浮。

诊断：自汗。

辨证：膀胱气化不利，津液失常。

治法：温阳化气，利水止汗。

方药：五苓散。

处方：桂枝 9g，茯苓 12g，猪苓 12g，白术 12g，泽泻 9g。

共 3 剂，水煎服，每日 1 剂。

2006 年 4 月 20 日二诊：小便次数及尿量增多，汗出减少，活动时头部少量出汗，余无不适，舌淡红，苔薄白，脉浮缓。用调和阴阳的桂枝龙牡汤善后。

处方：桂枝 9g，白芍 9g，炙甘草 6，大枣 15g，煅龙骨 15g，煅牡蛎 15g，生姜 2 片。

共 5 剂，煎服法同前。5 日后随访，症状全消而愈。

按语

晋师依《医碥》所云"汗者，水也，肾之所主也。内藏则为液，上升则为津，下降则为尿，外泄则为汗"，认为本案汗多，尿少，乃膀胱气化不利，津液不循常道，是五苓散所对之证，津液恢复正常后，用桂枝龙牡汤调和阴阳善后而愈。

案三　　　　门诊病历

罗某，男，24 岁。2021 年 4 月 8 日初诊。

因"自汗、多汗 1 月"就诊。患者 1 个月前无明显诱因出现自汗，白天、夜间均有汗出，汗出如油色红，伴面赤、身热喜冷、心烦、失眠，舌质红绛、苔黄腻，脉细滑。

诊断：自汗。

辨证：湿热蕴结。

治法：清热除湿养阴。

方药：三仁汤加减。

处方：薏苡仁24g，杏仁9g，白豆蔻3g（后下），淡竹叶12g，女贞子12g，旱莲草18g，甘草3g，厚朴6g，通草3g，滑石18g，半夏12g，牡蛎18g，杜仲12g，沙苑子12g，山茱萸12g。

共14剂，水煎服，每日1剂，分3次温服。

2021年5月5日二诊：服上药后已无红色汗液，且出汗次数、持续时间均减少，睡眠转佳，小便多，大便可、舌质红、苔黄腻，脉细滑。前方去女贞子、旱莲草、杜仲、沙苑子、山茱萸，加丹参9g、桑螵蛸9g、山药18g、橘核9g。共14剂，煎服法同前。

按语

该患者出血汗，汗出如油，伴面赤、身热、喜冷、心烦、失眠，舌质红绛、苔黄腻，脉细滑，当为湿热之证，治宜清热除湿养阴。晋师治疗湿热之证，常用三仁汤加减宣畅气机，清热利湿。同时本案予杜仲、沙苑子、山茱萸补益肝肾，收涩固脱，二至丸养阴补肾，使清热除湿而不伤阴。

案四 门诊病历

蒋某，女，64岁。2020年12月2日初诊。

因"头汗多10月余"就诊。患者10月前无明显诱因出现头汗多，动则汗出，多方治疗无效。刻下症：头汗如雨下，动则汗出，但觉背心冷，恶风，咳嗽。睡眠欠佳。舌淡、苔薄，脉细。既往有高血压病史，46岁时绝经。

诊断：自汗。

辨证：营卫失调，阳虚不固。

治法：温经扶阳，调和营卫。

方药：桂枝加附子汤合玉屏风散加减。

处方：生黄芪 15g，炒白术 12g，防风 3g，淫羊藿 15g，桂枝 12g，白芍 15g，大枣 15g，制附子 9g（先煎），炙甘草 9g，山茱萸 12g，牡蛎 18g，百合 30g，生姜 2 片。

共 7 剂，水煎服，每日 1 剂。

二诊：汗出恶风止，进食日渐有增，大便成形，舌淡红、苔薄，守方续服 7 剂，煎服法同前。

按语

《伤寒论》第 20 条云："太阳病发汗，遂漏不止，其人恶风，小便难，四肢微急，难以屈伸者，桂枝加附子汤主之。"此方具有调和营卫，温阳固表，敛液止汗之能，是治太阳少阴同病之方。《素问·生气通天论》云："阴阳之要，阳秘乃固。"阳虚不固，则阴不内守而汗漏不止，其表证不因汗出而解，发热不为汗出而减。单纯用桂枝汤非所宜也，须加附子以益阳固表。阳气复，表固密，漏汗自止。由此可见，用药取汗，以微汗出，遍身絷絷恰到好处为宜，剂量失当，或服不如法，如水流漓，则有伤津损阳之虑。汗漏不止，不仅阳气损伤，津液亦因之而亏，而"有形之津不能速生，无形之气需当急固"，故晋师注重温补阳气，使阳气复，则津自生。而且方中芍药甘草汤酸甘益阴，百合养阴，非不顾阴，乃施治用药之轻重缓急也。

案五　　　　　　门诊病历

王某，女，53 岁。2014 年 8 月 8 日初诊。

因"自汗 4 年，加重两年"就诊。患者 4 年前无明显诱因出现每至黎明时苏醒，鼻尖汗出。近两年逐渐发展至白天亦时时汗出，每日达 20 余次，多方治疗无效。刻下症：汗出，先感头面发热，随即汗出，渐至躯干。汗出淋漓，汗后身冷，膝以下无汗。常感足冷，伴面赤、身热、喜冷、心烦、失眠。舌质红绛、苔薄白，脉沉弦细。

中医诊断：自汗。

辨证：阴阳失调，血分郁热。

治法：降阳和阴，凉血透热。

方药：小柴胡汤加减。

处方：柴胡 4g，半夏 12g，党参 24g，黄芩 3g，干姜 9g，大枣 15g，生地黄 30g，牡丹皮 9g，砂仁 3g（后下），赤芍 15g，莲子 15g，生麦芽 12g，通草 4g、炙甘草 6g。

共 7 剂，水煎服，每日 1 剂。

2014 年 8 月 14 日二诊：服上药 7 剂后汗出明显减少，且出汗次数、持续时间均减，睡眠转佳，胸部汗出仍有发热、心烦，舌质已不若前红绛，脉沉弦细略数。前方加连翘 10g，以增强透热转气之功，共 3 剂，煎服法同前。

2014 年 8 月 18 日三诊：服 3 剂后上身微自汗，继服前方 3 剂巩固。

按语

患者为内有郁热，蒸液外泄而作汗，故汗前身热，汗后邪热暂得外泄则身冷。热郁于上不但仅上身自汗，见面赤身热喜冷、心烦失眠等症，还使阳气下达受碍，膝下无汗，常感足冷。晋师在用小柴胡汤降阳和阴的同时，抓住病机，加用通草，因势利导，引热下行，起到意想不到的效果。

案六　门诊病历

邱某，女，47 岁。2023 年 5 月 13 日初诊。

因"畏寒怕风、自汗 5 月"就诊。患者 5 月前新型冠状病毒感染后出现畏寒怕风，头顶、背部、胸部、大腿及足心等处尤甚，但易汗出，曾在当地各级医院就诊，服用中西药两月余，均疗效甚微，遂于晋师门诊就诊。

刻下症：畏寒，需戴帽，穿很厚的绒衣及两条加绒的裤子，手足自觉燥热，但脱袜后立即觉冷，不敢洗澡，不能用冷水洗手，不敢用吹风机吹头发，夜间睡觉时自觉吸入的空气冷，疲倦乏力。汗多，稍微活动即汗出，进食水均会出汗，如果稍微减衣则无汗，但会立刻寒战。舌淡、苔薄白。

诊断：自汗。

辨证：阳气虚衰，营卫失调。

治法：调补营卫阴阳，益气固表。

方药：桂枝加附子汤合玉屏风散加减。

处方：黄芪 15g，桂枝 12g，白芍 15g，大枣 15g，炙甘草 9g，浮小麦 30g，炒白术 12g，防风 3g，附子 12g（先煎），陈皮 3g，当归 9g，菟丝子 15g，山茱萸 15g，酸枣仁 12g，牡蛎 24g（先煎），生姜 4 片。

共 28 剂，每日 1 剂，水煎分 3 次餐后温服。

2023 年 6 月 21 日二诊：畏寒怕风较前有所好转，但是仍伴有汗出、疲倦乏力，予桂枝加龙骨牡蛎汤加减治疗。

处方：煅龙骨 24g，煅牡蛎 24g，桂枝 12g，白芍 15g，大枣 15g，炙甘草 9g，威灵仙 24g，巴戟天 15g，山茱萸 15g，浮小麦 30g，丹参 12g，生姜 4 片。

共 14 剂，每日 1 剂，水煎分 3 次餐后温服。

后续回访患者，诉上述方剂服完后，因未挂到号，继以上方服用 14 剂，痊愈。

按语

本案因新型冠状病毒感染后伤及阳气，导致肺肾气虚，阳虚阴盛，故而畏寒怕风较重，虚阳外越，故使汗出。晋师认为本案治疗重在调补营卫阴阳，益气固表。先予桂枝加附子汤，桂枝汤调和营卫，解肌祛风，附子温经复阳，配以玉屏风散益气固表。患者畏寒怕风好转，但仍有汗出较多，故调整为桂枝加龙骨牡蛎汤加减，在调补营卫阴阳的基础上予巴戟天温肾阳通经络、山茱萸温阳敛汗，浮小麦固表敛汗，加以煅龙骨、煅牡蛎潜镇摄纳，使阳固阴守，精不外泄。

雷某，女，62岁。2023年3月7日初诊。

因"盗汗3月余"就诊。患者自诉3个月前食烤全羊后开始出现盗汗，口干，曾自服六味地黄丸，疗效不佳。刻下症：盗汗，口干唇燥，心烦气躁，纳寐差，入睡困难，小便黄，大便干结，舌红、苔黄，脉弦细数。

诊断：盗汗

辨证：阴虚火旺。

治疗：滋阴泻火，固表止汗，养心安神。

方药：当归六黄汤加减。

处方：仙鹤草24g，山茱萸15g，当归9g，熟地黄18g，生地黄18g，炒白术12g，黄连4g，黄芩3g，黄柏3g，黄芪15g，砂仁3g（后下），陈皮9g，龙骨30g（先煎），牡蛎30g（先煎），丹参12g，酸枣仁24g，生姜1片。

共14剂，水煎服，每日1剂，分早中晚3次温服。

2023年4月13日二诊：患者诉出汗减少，睡眠较前好转，眼睛干涩，腰膝酸软，舌红、苔少，脉弦细数。前方去龙骨、炒白术、丹参、酸枣仁，加二至丸、桑椹补肝肾。

处方：当归9g，黄芪15g，熟地黄12g，生地黄12g，黄芩3g，黄连3g，黄柏3g，仙鹤草24g，淫羊藿24g，砂仁3g（后下），牡蛎24g（先煎），山茱萸12g，女贞子12g，旱莲草24g，桑椹18g，生姜1片。

共14剂，煎服法同前。

2023年9月14日三诊：诉上次服药后盗汗未再出现，近日参加宴席食辛辣食物后又出现汗多，担心病情反复，遂前来就诊。前方去仙鹤草、淫羊藿、女贞子、旱莲草、桑椹，加山茱萸 12g、炙甘草 9g、大枣 15g、浮小麦 30g、黄精 15g、陈皮 3g。共 14 剂，煎服法同前。

按语

　　该案患者因食辛辣刺激食物后出现盗汗，口干，失眠，心烦，小便黄，大便干结，舌红、苔黄，脉弦细数，证属阴虚火旺，予滋阴泻火，固表止汗，养心安神，方用当归六黄汤加减。该方中晋师用仙鹤草、山茱萸敛阴止汗，增强止汗功效；龙骨、牡蛎滋阴潜阳，镇静安眠；甘麦大枣汤缓解焦虑；黄精补气养阴，健脾益肾；生姜、砂仁、陈皮防止滋补药物滋腻碍胃。

● 多唾

　　李某，男，49 岁，浙江人，翻译。2023 年 3 月 9 日初诊。

　　因"唾液多半年余"就诊。患者自诉半年多前因低头捡东西不慎撞到头部，西医诊断为"脑部外伤"，予口服"安宫牛黄丸"后开始出现唾液增多，约 1 分钟就要吐唾液一次，多处治疗无效。刻下症：唾液多，约 1 分钟就要吐唾液一次，烦躁焦虑，纳寐可，无夜尿，不怕冷，无外阴潮湿，舌红、苔水滑，脉弦细滑。

　　诊断：多唾。

　　辨证：肾气不固。

　　治法：补肾固摄。

　　方药：缩泉丸合六味地黄汤加减。

　　处方：桑螵蛸 9g，益智仁 9g，乌药 9g，芡实 18g，补骨脂 12g，山药 18g，熟地黄 15g，山茱萸 12g，泽泻 9g，牡丹皮 9g，茯苓 12g，通草 3g，沙苑子 15g，牡蛎 18g（先煎），车前子 12g（包煎），生姜 2 片。

　　共 28 剂，水煎服，每日 1 剂，分早中晚 3 次温服。

2023 年 5 月 9 日二诊：患者诉唾液明显减少，缓解了 90%，想再服 1 个月巩固疗效。前方去沙苑子、牡蛎，加菟丝子 15g，改熟地黄为 24g、泽泻 12g、乌药 6g、山药 24g。共 30 剂，煎服法同前。

按语

患者是浙江人，从事翻译工作。因口水多非常影响其工作状态，故多方诊治，中药亦服用不少，观其益气、健脾、清热、祛湿、温胃、补肾均曾用过，效果不佳。最终患者从外省慕名而来。

唾和涎均为口腔分泌物，涎为脾精所化，出自两颊，质地较清稀，可自口角流出；唾为肾精所生，出自舌下，质地较稠厚，多从口中唾出。故临床治疗口角流涎多从脾治，唾多频出多从肾治。肾主水而化五液，水是五液之源。肾所藏的真阴是人身阴液的根本，故五液必须得到真阴的资助才能发挥正常的功能。若津液代谢出现障碍，责在肾主水功能失调。

该案患者因外伤口服"安宫牛黄丸"后致病，恐为寒凉药伤阳气所致，观舌胖嫩淡红，考虑肾虚有寒，不摄津液，故涎多。《素问·至真要大论》所言："诸病水液，澄澈清冷，皆属于寒。"因此晋师辨证肾虚不固，予缩泉丸合六味地黄丸加减。缩泉丸包含益智仁、乌药、芡实三味药，温肾祛寒，缩尿止遗，多用来治疗下元虚冷、症见小便频数及小儿遗尿，此外，缩泉丸亦可治疗口水多。六味地黄丸滋阴补肾，加桑螵蛸、沙苑子、补骨脂、牡蛎补肾固摄，车前子、通草疏通水液代谢通道，使水液从正常通道排泄，使全方补而不滞。上述药物共用，效如桴鼓。晋师提示：患者阳虚症状不重，以肾气不固为主，故不用金匮肾气丸，患者本就长期吐唾沫，必会伤津，用金匮肾气丸，恐附子、肉桂助阳过甚，伤及阴津。

● 血证

熊某，女，47岁。2014年1月23日初诊。

因"反复血小板增高半年"就诊。半年前，患者因头昏、头闷、头痛到当地某三甲医院检查发现血小板增高，白细胞增高，确诊为"原发性血小板增多症"，治疗后（具体不详）缓解不明显。刻下症：头闷头昏，头痛，舌淡暗、苔白，脉涩。血小板计数 945×10^9/L，白细胞计数 25.7×10^9/L。

诊断：血证。

辨证：血脉瘀滞。

治法：活血化瘀，补气益肾。

方药：血府逐瘀汤加减。

处方：桃仁9g，红花9g，川芎9g，丹参15g，当归9g，生地黄18g，赤芍12g，黄芪18g，陈皮4g，牛膝12g，鸡血藤15g，延胡索9g，威灵仙12g，葛根12g，天麻9g，淫羊藿24g。

共30剂，水煎服，每日1剂，分早中晚温服。

2014年3月19日二诊：患者诉头昏闷症状改善，仍诉偶头冷痛，睡眠及二便可，舌淡暗、苔白，脉涩。复查血小板 445×10^9/L，白细胞 12.7×10^9/L。继以前方加乌药6g，再进30剂，煎服法同前。

2014年7月28日三诊：患者诉服完药后症状缓解，未诉不适，复查血常规示血小板、白细胞恢复正常，遂自行继服前方60剂。现诉睡眠差，口腻，小便稍黄。舌淡、苔稍腻，脉微涩。

晋师仍以前方去黄芪、陈皮、牛膝、鸡血藤、延胡索、天麻，加通草3g、木贼9g、薏苡仁24g、益母草15g、桑寄生15g、首乌藤30g、地龙6g。30剂善后调理，煎服法同前。

按语

　　此案为原发性血小板增多症，属于中医血证范畴。患者以头昏闷痛，血小板、白细胞增高，舌淡暗、苔白，脉涩为主症，此为血瘀之征，故晋师以血府逐瘀汤加减化瘀通滞。初诊方中用黄芪配陈皮，延胡索配威灵仙最为奇妙。气为血之帅，气行则血行。晋师治疗血瘀证常在化瘀基础上加黄芪补气行血，配陈皮之妙在于防止黄芪滋腻碍脾，影响脾气升降功能；延胡索活血，化积聚癥瘕，可升可降，为阴中之阳，故能行上下四肢，是晋师最喜用之理血之剂。威灵仙性温无毒，入十二经，可升可降，亦为阴中之阳，主诸风，宣通五脏，于经络无所不入，去久积癥癖，泻湿祛风，行痰逐饮。两药相配，化瘀通滞，使十二经通利，也为晋师治疗痛风常用药对。另外，"精血同源"，晋师治疗血证不忘补肾，在治疗全过程中均用到补肾之淫羊藿、桑寄生。

案二　　　　　　　　　门诊病历

　　刘某，女，17岁，高二学生。2014年6月3日初诊。

　　因"反复血小板减少伴皮下紫癜、牙龈出血3月"就诊。患者3月前因上体育课时摔倒后受伤于重庆市内某三甲医院就诊，确诊为"原发性血小板减少症"，自述受伤前就出现了反复牙龈出血，皮下紫癜，但未予重视。确诊后经激素（具体不详）等治疗后症状缓解不明显。刻下症：皮下瘀斑，刷牙时牙龈出血，手足心热，睡眠差，精神差，纳差。月经量少，但淋沥不尽。舌淡红、苔薄白，脉沉细数。血常规提示：血小板 31×10^9/L。现服用泼尼松龙片（30mg，每日1次）治疗。

　　诊断：血证。

　　辨证：肾阴亏虚。

　　治法：滋补肾阴。

　　方药：知柏地黄汤加减，

处方：知母 3g，黄柏 3g，熟地黄 15g，山茱萸 12g，山药 18g，泽泻 9g，牡丹皮 9g，茯苓 12g，女贞子 12g，旱莲草 24g，淫羊藿 18g，丹参 12g，当归 9g，白芍 15g，沙苑子 15g。

共 28 剂，水煎分早中晚温服，每日 1 剂。

2014 年 7 月 24 日二诊：患者诉皮下紫癜消失，刷牙时牙龈偶有出血，手足心热症状消失，精神好转，但纳差，月经提前，淋沥不尽，大便稀溏，舌淡有齿痕、苔白，脉沉细数。复查血常规提示：血小板 55×10^9/L。泼尼松龙片已减为 10mg，每日 1 次。晋师辨证为脾肾虚，以归脾汤加补肾之品治之。

处方：丹参 12g，黄芪 18g，女贞子 12g，旱莲草 15g，荆芥炭 3g，党参 24g，当归 12g，白术 12g，炙甘草 4g，茯苓 12g，龙眼肉 12g，大枣 15g，淫羊藿 18g，牛膝 12g，藕节 9g，乌药 6g。

共 28 剂，水煎分早中晚温服，每日 1 剂。

2014 年 9 月 26 日三诊：患者诸症缓解，未诉不适，已停用泼尼松龙片，复查血常规提示血小板 96×10^9/L。疗效明确，继续以前方加山药 18g 再进 30 剂，煎服法同前。

2014 年 11 月 24 日四诊：患者复查血常规提示血小板 105×10^9/L，恢复正常，未诉不适。继续以上方加减治疗两个月停药。

按语

此案为原发性血小板减少症，属中医血证范畴。肾为先天之本，主骨，生髓，髓为血海；脾为后天之本，脾统血，为气血生化之源。故晋师治疗血证，多从脾肾论治，常用归脾汤、地黄汤加减治疗。此类患者临床西医多以激素治疗。晋师认为激素为阳热之品，多耗伤真阴，久用多有手足心热等阴虚之象，因此常以滋补肝肾之阴之知柏地黄汤加减治疗服用激素后诸证。此案患者先天肾不足，后天脾虚，病程长，需要患者坚定信心，长期守方。

潘某，男，91岁。2022年1月11日初诊。

因"乏力、头晕两月余"就诊。患者述两个月前无明显诱因出现乏力，伴头晕，散步、爬楼等活动后加重，遂到当地医院检查。门诊查血常规（2021年11月26日）：白细胞计数 1.61×10^9/L、血红蛋白89g/L、血小板 53×10^9/L。骨髓细胞学：MDS-EB2，粒系异常增生，各阶段比值示成熟障碍，原粒（Ⅰ+Ⅱ型）细胞比值增高占8%，偶见Auer小体，部分中晚幼粒细胞核浆发育不平衡，类巨幼变，可见双核、核穿孔、分叶不良、胞浆空泡等（病态>10%）。骨髓活检：取材骨质较多，少量造血组织可见，建议多部位穿刺。流式免疫分型：异常克隆髓系原始细胞占9.4%。以"骨髓增生异常综合征"收住入院。胸部CT提示双肺间质性炎症。心衰标志物：359pg/mL。心脏超声：全心增大。予抗炎等治疗后出院，建议患者予BCL-2抑制剂加阿扎胞苷治疗，患者家属考虑患者年龄大不能耐受，希望保守治疗，遂来晋师门诊。刻下症：贫血貌，乏力，头晕失眠，噩梦多，下肢肿胀。舌质淡、苔薄白，脉沉细。辅助检查：血常规（2022年1月10日）示白细胞计数 1.21×10^9/L，血红蛋白82g/L，血小板计数 55×10^9/L。

诊断：血证。

辨证：脾肾两虚，气血亏虚。

治法：温肾健脾，益气养血。

方药：归脾汤合桂枝汤加减。

处方：党参15g，炙黄芪24g，当归9g，白术12g，淫羊藿24g，仙鹤草24g，山药24g，陈皮3g，炙甘草4g，茯苓12g，补骨脂12g，猪苓12g，桂枝9g，白芍15g，大枣15g，麦冬12g，五味子4g，生姜4片。

共14剂，水煎服，每日1剂。

2022年1月25日二诊：患者下肢已不肿，仍乏力头晕、眠差，夜尿频。

舌质淡、苔薄，脉沉细。予桂枝汤合真武汤加减。

处方：党参 15g，黄芪 30g，当归 9g，白术 12g，淫羊藿 24g，山药 30g，炙甘草 9g，茯苓 12g，补骨脂 12g，桂枝 12g，白芍 15g，大枣 12g，麦冬 12g，五味子 6g，酸枣仁 12g，菟丝子 15g，附子 6g（先煎），生姜 4 片。

共 14 剂，煎服法同前。

2022 年 2 月 15 日三诊：患者睡眠改善，怕冷缓解，乏力气短、纳差，大便每日 1 ~ 2 次，量少，夜尿 3 ~ 4 次，下肢不肿。舌质淡、苔薄，脉沉细。前方去酸枣仁、菟丝子，加山楂 15g，改黄芪为 24g、山药为 24g、淫羊藿为 30g。共 14 剂，煎服法同前。

2022 年 3 月 9 日四诊：患者乏力纳差眠差，大便成形，夜尿 2 ~ 3 次，舌淡、苔薄，脉沉细。继以桂枝汤合真武汤加减。

处方：党参 18g，黄芪 24g，白术 12g，淫羊藿 24g，山药 30g，炙甘草 9g，茯苓 12g，补骨脂 12g，桂枝 9g，白芍 15g，大枣 15g，菟丝子 15g，酸枣仁 12g，丹参 15g，龙眼肉 12g，乌药 9g，陈皮 3g，生姜 4 片。

共 14 剂，煎服法同前。

按语

骨髓增生异常综合征是一组病因不明的造血干细胞病，属中医血证范畴。该患者已九十高龄，肾气亏损，正气不足，营卫失司，复感邪毒，瘀阻脉络则血不循经，出现贫血和出血等症状，病位涉及心、肝、脾、肺、肾，尤以脾肾虚损为主，邪正相争，虚实夹杂。肾为先天之本，肾主骨生髓，骨髓造血功能出现障碍；脾为后天之本，主统血、主运化，失于健运则气血生化乏源，从而出现乏力头晕等贫血症状，失于统摄则血溢脉外，出现牙龈出血、皮下出血等症状；心藏神，主血脉，心神失养则神疲乏力，治以温肾健脾、益气养血，方中归脾汤以益气补血、健脾扶正为主，亦能"平中见奇"，通过调补脾胃，以助化源，益其元气，达邪外出。黄芪与当归合用有当归补血汤之义，有益气生血之效。加入淫羊藿、补骨脂等温肾阳药物，"益火补土"助脾阳，从而加强了脾的运化功能。温肾阳的同时加入生脉饮益气养阴，遵循"孤阴不生、独阳不长"的理论。

中医历来有"桂枝动血"之说，故临床血证患者鲜见用桂枝者。晋师指出中医的灵魂在于辨证论治，而不拘泥于西医的诊断病名，有是证便立法，用是药，识证真切，病机相宜，就能用之无有不效。故晋师临床实践中使用含有桂枝汤的方剂治疗血证患者无出现出血加重的现象。初诊时患者有下肢水肿，用猪苓有五苓散之意，二诊时下肢肿消，去猪苓加附子，以真武汤温脾肾以助阳气。

淫羊藿、补骨脂、菟丝子等温肾阳药物现代药理学研究显示其能增强骨髓生血功能。当归提取物中的藁本内酯有抑制血小板聚集的作用，久用于血小板减少患者不宜。故四诊时以丹参易当归，"一味丹参功同四物"，丹参有活血祛瘀、清心除烦、凉血消痈之功。现代研究显示丹参能扩张冠状动脉、改善心肌缺血，促进各类血细胞分裂生长，促进骨髓细胞增殖和释放，增加骨髓红细胞的数量和活性，促进造血的功能。

晋师除在方中使用山药外，还叮嘱患者多食铁棍山药。山药营养丰富，自古被视为补虚佳品，补而不滞、不热不燥，能补脾气而益胃阴、滋肾益精、益肺气养肺阴，有助五脏、强筋骨、长志安神、延年益寿的功效，故为晋师临床所推崇。晋师治疗该例患者，关键在于紧抓病机，守法守药，久服建功。

● 痛风

案一

门诊病历

罗某，男，29岁，餐厅员工。2013年5月20日初诊。

因"反复尿酸高5年余，踝关节疼痛半月"就诊。患者5年前体检发现尿酸升高，为552μmol/L，但无关节疼痛等表现，诊断为"高尿酸血症"，予苯溴马隆等药物对症降尿酸治疗，但每次复查尿酸仍均高于正常范围。

患者体胖，喜喝夜啤酒，喜食火锅、串串，特别喜欢进食鱼、虾、海鲜及烤肉等食物。半月前因聚餐饮酒后，出现左踝关节疼痛，自行服用秋水仙碱、布洛芬缓释胶囊后稍缓解，但仍反复疼痛，到某三甲医院骨科就诊，查尿酸 850μmol/L，确诊为"痛风"，治疗后疼痛稍缓解，但效果仍不明显。刻下症：形体肥胖，左踝关节红肿、疼痛，活动受限，伴口苦口干，大便稀溏黏稠不爽而臭，舌红、苔黄厚腻，脉沉滑。

诊断：痹病。

辨证：湿热浊邪内蕴，痹阻经络。

治法：清热利湿化浊。

方药：葛根芩连汤合四妙丸加减。

处方：葛根15g，黄芩3g，黄连5g，炙甘草4g，肉桂3g，木香5g，薏苡仁24g，土鳖虫12g，蒲公英18g，苍术24g，生山楂30g，荷叶9g，川牛膝12g，土茯苓30g，黄柏4g，延胡索12g，威灵仙12g，生姜3片。

共7剂，水煎服，每日1剂，分早中晚温服。

2013年5月29日二诊：患者诉踝关节疼痛明显缓解，但关节活动仍稍受限，尿酸下降至550μmol/L，舌淡红、苔稍腻，脉沉滑。效不更方，原方加伸筋草15g以舒筋活络，再进14剂，煎服法同前。

2013年6月22日三诊：患者诉尿酸基本正常，未出现关节疼痛现象，晋师以三仁汤升清降浊、通畅五脏元真，善后调理2个月，嘱患者节制饮食，不可肆意进食肥甘厚腻。半年后随访，痛风未复发。

按语

痛风属于中医痹病范畴，晋师认为，痰湿浊瘀是痛风的病机，也是病理产物，而脾虚是该病的根本原因，饮食不节是外在诱因。该患者长期饮酒，进食鱼、虾、海鲜及烤肉等肥甘厚味，损伤脾胃，脾不散津，水液代谢失常，内聚而成痰湿之邪，长期稽留，久蕴成瘀浊，流注关节，痹阻经络而成痹病。如受热邪而从热化，则出现关节红肿疼痛、口苦、大便黏稠臭秽等表现，晋师常用葛根芩连汤合四妙丸清热除湿；佐以生山楂、荷叶化浊瘀降脂；土鳖虫、延胡索、威灵仙祛风活血定痛。晋师治疗此病注重标本缓急，治病求本，主张标急治标，重视脾胃，通畅气机。如有条件应在痛风急性期外敷如意金黄散以清热除痹，通络止痛；恢复期晋师以三仁汤升清降浊，通畅五脏元真。

颜某，男，30岁。2023年10月25日初诊。

因"发现血尿酸升高两年余"就诊。患者诉两年前体检时发现尿酸增高，平素嗜食辛辣及冷饮，半年前饮冰啤酒后出现左踝关节红肿疼痛，屈伸不利，活动受限，检查肾功示尿酸746μmol/L，予"秋水仙碱"口服后缓解，但病情反复发作。刻下症：左踝关节红肿疼痛，屈伸不利，活动受限，尿酸547μmol/L，头皮生疮，鼻干口苦，小便黄，大便干，纳寐尚可，舌红、苔黄腻，脉滑数。

诊断：痛风。

辨证：湿热内蕴，湿重于热。

治法：清热除湿。

方药：三仁汤加减。

处方：土茯苓30g，葛根15g，薏苡仁24g，杏仁9g，白豆蔻3g，淡竹叶12g，甘草3g，厚朴9g，通草3g，滑石18g，半夏12g，细辛3g，葛根15g，山药24g，芡实15g，荷叶4g，生姜1片。

共14剂，水煎服，每日1剂，分早中晚饭后温服。

2023年11月7日二诊：患者诉仍有左踝关节疼痛，但红肿消失，仍有屈伸不利，活动受限，复查尿酸示496μmol/L，头皮长疮、鼻干口苦症状有缓解，但眼睛干涩，心烦气躁，大便仍偏干。去细辛加决明子、生麦芽，增加土茯苓、荷叶及芡实用量。

三诊：尿酸 446μmol/L，大便溏，黏滞不畅，小便黄，寐欠佳，舌红、苔黄腻，脉滑数。考虑湿热并重，予三仁汤合葛根芩连汤加减。

处方：土茯苓 30g，薏苡仁 24g，杏仁 9g，白豆蔻 3g，淡竹叶 12g，甘草 3g，厚朴 9g，通草 3g，滑石 18g，半夏 12g，葛根 15g，荷叶 9g，生麦芽 12g，丹参 12g，白芍 15g，黄芩 3g，黄连 3g，肉桂 2g，木香 5g，生姜 1 片。共 14 剂，煎服法同前。

2023 年 12 月 7 日四诊：患者诉服药后症状基本消失，复查尿酸为 386μmol/L，要求再服 1 个疗程巩固疗效。前方去荷叶、生麦芽、丹参，加芡实 18g、当归 9g，改土茯苓为 24g、黄连为 5g、肉桂为 3g、木香为 4g。共 14 剂，煎服法同前。

按语

晋师认为痛风为湿浊排出不利，湿邪稽留而发，川渝地区气候潮湿，尤易出现。另外，尿酸高之患者多经常饮酒、进食海鲜或肥甘厚味，酒乃湿热之品，海鲜、肥甘厚味多属湿，湿邪猝然流注关节，故关节红、肿、热、痛，治疗以通利三焦湿热为主，方用三仁汤加减；湿热并重时合葛根芩连汤加减；脾肾两虚时加山药、芡实。晋师认为薏苡仁、茯苓、泽泻、土茯苓等药有助于降低尿酸，故治疗痛风常酌加用之。同时，痛风患者多有肾虚，故常加用杜仲、牛膝等补肾药物以助肾利水。该患者头部长疮示上焦有火，予肉桂引火下行；心烦气躁示肝郁化火，予生麦芽、木香疏肝解郁，久病必虚瘀，以丹参活血补血。

● 消渴

叶某，女，55 岁，农民，重庆人。2013 年 11 月 3 日初诊。

因"反复口干、口苦 3 月"就诊。患者 3 个月前无明显诱因出现口干、口苦，在当地医院进行了血糖、甲状腺等相关检查未见异常，排除糖尿病等内分泌及代谢性疾病。刻下症：口干、口苦，夜间、晨起明显，不甚喜饮，饮食正常，神疲乏力，睡眠差，大便稀溏，排便次数多，每日 4 次，小便稍黄。舌淡胖有齿痕、苔白厚腻，脉沉滑。

诊断：消渴。

辨证：水饮内停。

治法：温阳化饮。

方药：二仙芪苓汤。

处方：生黄芪 45g，陈皮 3g，淫羊藿 18g，仙鹤草 30g，茯苓 30g，猪苓 15g，炒白术 15g，桂枝 15g，泽泻 24g，升麻 6g，通草 3g，天花粉 9g，蒲公英 15g，蚕沙 24g，荆芥 3g，生姜 5 片。

共 7 剂，水煎服，每日 1 剂，分早中晚饭后温服。

2013 年 11 月 15 日复诊：患者诉口干、口苦症状大减，饮食口味恢复，大便次数减少为每日两次，小便清，舌淡胖有齿痕、苔白厚腻减轻，脉沉。前方去天花粉，减茯苓至 15g，再进 7 剂。

2013 年 11 月 25 日三诊：患者诉诸症缓解，唯有大便稀溏未改善，每日排便 1 次，矢气频。晋师以柴芍六君子汤加减善后，调理脾胃。

处方：柴胡 12g，白芍 12g，半夏 12g，党参 15g，茯苓 12g，炒白术 12g，炙甘草 6g，陈皮 9g，荆芥 3g，升麻 3g，山药 24g，白扁豆 24g，芡实 24g，葛根 15g，生姜 3 片。

共 14 剂，煎服法同前。

按语

此案为水饮内停日久有化热趋势之消渴案，因水饮内停，水液不能"下输膀胱"，水精不能四布，故上见口干，下见溏泄。宜"补阳泻阴"，以生黄芪、仙鹤草、淫羊藿温阳补气以利水，晋师治疗水液代谢障碍类疾病喜用黄芪，因黄芪不仅可以补气，重用 30g 以上还可以利水。以五苓散利停聚之水，恢复脾胃气机升降通道；蒲公英配蚕沙，是晋师常用清热化湿浊之药对，通草利小便以实大便，荆芥少量取风能胜湿、风能升阳之意，诸药共奏补阳泻阴之功，以恢复脾胃气机之升降，水精四布之常。三诊时湿邪大去，唯有大便稀溏未改善，每日排便 1 次，矢气频作。以柴芍六君子汤调理肝脾，疏肝健脾，肝气疏畅条达，脾土则健运，水精则能四布。

案二　　　　　　　　门诊病历

肖某，女，65 岁，退休教师，重庆人。2014 年 10 月 20 日初诊。

因"反复口干口渴、多饮，夜尿频 5 年，加重 1 月"就诊。患者既往有 2 型糖尿病病史 5 年，一直服用二甲双胍缓释片治疗，血糖控制不佳，1 个月前症状加重。刻下症：口干口渴，喜饮，神疲乏力，纳差，大便干燥，夜尿频，每晚 10 次，手足心热。舌红、无苔，脉沉细数。

诊断：消渴。

辨证：肺胃阴津不足，阴虚火热亢盛。

治法：养阴清热。

方药：白虎加人参汤合生脉饮。

处方：太子参 30g，生石膏 30g，知母 12g，炙甘草 9，山药 30g，石斛 9g，玉竹 12g，麦冬 12g，五味子 6g，仙鹤草 30g，黄芪 24g，陈皮 3g，生地黄 24g，山茱萸 15g，砂仁 3g，玄参 15g。

共 14 剂，水煎服，每日 1 剂，分早中晚饭后温服。

2014 年 11 月 6 日二诊：患者诉口干、口渴、喜饮症状明显改善，血糖控制在 7.0 ~ 8.0mmol/L，夜尿 7 次，大便稍干燥。仍有神疲乏力，手足心热，舌红少苔，脉沉细稍数。晋师以六味地黄汤合生脉饮加减，再进 14 剂。

处方：太子参 30g，麦冬 12g，五味子 6g，石斛 9g，玉竹 12g，熟地黄 30g，砂仁 4g，山药 30g，山茱萸 15g，茯苓 12g，泽泻 9g，牡丹皮 9g，仙鹤草 30g，黄芪 24g，陈皮 4g，肉桂 3g。

2014 年 11 月 27 日三诊：患者诉口干、口渴、喜饮、神疲乏力、手足心热等诸症均改善，血糖稳定，大便正常，夜尿每晚 3 次，舌淡红、苔薄白，脉沉细。继续以前方加减调理半年，血糖控制好，精神较前明显改善，未诉其他不适。

按语

此案为典型的消渴病案，初诊以上消之肺胃阴津不足，阴虚火热亢盛为主要表现，兼有下消之肝肾亏虚之手足心热、夜尿频数的表现。因此，晋师以甘寒养阴、润肺清胃之白虎汤加人参为主方，稍加养胃阴之石斛、玉竹，补肾精养阴之生地黄、山药、山茱萸，使肺胃之津伤得以迅速补充和恢复，口渴多饮之症大减。复诊时以滋肝补肾之六味地黄汤合益气养阴之生脉饮加减，使先天之精得以补充，后天之脾胃得以恢复，先后天得以互济，诸症得以消除。对于此案中之小便频数，晋师并未以常用之乌药、益智仁治疗，究其原因是此案中小便不利非单纯肾气不足所致，与肺气不足无以摄津，脾胃津伤无以上输于肺，水精不能四布也密切相关。因此，晋师抓主要病机，解决了肺胃津伤，恢复了肺、脾胃之气机升降，小便频数也得以缓解。二诊时在补阴之中稍加肉桂，是为阳中求阴，阴得阳升而泉源不竭之意。

● 燥证

庹某，男，45 岁，公务员。2013 年 6 月 5 日初诊。

因"反复口干、口黏，鼻腔干燥，眼睛干涩 3 年"就诊。患者 3 年前无明显诱因出现鼻腔干燥，眼睛干涩，先后在重庆、北京、上海等各地大医院就诊，诊断为"干燥综合征"。多数以激素、调节免疫等治疗为主（具体不详），但效果不佳，反复发作，严重影响工作。刻下症：口干、口黏腻、口渴，眼睛干涩，鼻腔干燥，心烦，手足心灼热，夜间明显，皮肤干燥。满月脸，面色红润，体胖。小便黄，大便稍干。舌红有裂纹、苔薄白，脉细弦数。

诊断：燥证。

辨证：肝肾阴虚。

治法：滋补肝肾。

方药：滋水清肝饮加减

处方：知母 6g，黄柏 4g，柴胡 9g，白芍 15g，当归 12g，熟地黄 24g，山药 15g，山茱萸 24g，茯苓 12g，泽泻 12g，牡丹皮 12g，酸枣仁 12g，炒栀子 3g，砂仁 4g（后下），生白术 30g，天花粉 9g，沙苑子 15g，蒺藜 15g。

共 14 剂，水煎服，每日 1 剂。嘱患者规律作息，早睡，不饮酒，忌生冷，少食辛辣刺激食物，避免接触过敏性、刺激性物品、光线。

2013 年 6 月 23 日二诊：患者述眼睛干涩，夜间手足心热，心烦症状改善，体重减轻 4kg，面红改善，大便正常，但仍口干，皮肤干燥，下肢乏力。舌淡红、苔稍腻，脉细弦。辨证为气血不足证，处以归脾汤合滋水清肝饮加减，健脾补气养血，滋肾养肝。

处方：党参 18g，黄芪 18g，当归 12g，白术 12g，山茱萸 12g，大枣 12g，炙甘草 6g，茯苓 12g，仙鹤草 30g，淫羊藿 24g，柴胡 6g，白芍 12g，酸枣仁 6g，熟地黄 18g，砂仁 4g（后下），山药 30g，炒栀子 3g，牡丹皮 12g。共 14 剂，煎服法同前。

2013 年 7 月 18 日三诊：患者诉诸症改善十之八九，精神好转，全身轻松，体重又减轻 3kg，满月脸消失。继续以前方加黄精 15g，再服 30 剂，随访患者病情稳定，以后基本每月复诊 1 次，均以归脾汤合滋水清肝饮为基础方加减调理，至 2014 年底痊愈未再复发。

按语

晋师临证强调"要抓主症"。本案为干燥综合征患者，长期以激素治疗为主，阴液亏损，虚热外露，从而导致了以口眼鼻等干燥、皮肤干燥、手足心热为主症的临床表现。晋师紧抓该主症，以滋水清肝饮为主方滋补肝肾之阴精，以制相火之虚热，方中加知柏助六味地黄汤消阴火，天花粉养阴生津解渴，生白术健脾通便，沙苑子、蒺藜补肾养肝明目。二诊中虽阴虚火旺得以缓解，但气血不足反而明显，脾为后天之本，故合归脾汤健脾补气养血，气血足则精气足，以后天补先天。三诊时患者各方面症状均得以缓解，体重也逐渐下降，更加黄精补气养阴。后以滋水清肝饮合归脾汤加减调理痊愈。

● 郁证

門诊病历

吴某，女，76 岁。2022 年 5 月 17 日初诊。

因"幻觉 3 年"就诊。患者家属诉患者 3 年前无明显诱因出现幻觉，自觉有人偷自己的东西，时自言自语似与他人交谈。平素神志尚清醒，基本的交流无明显障碍，纳食及大小便均可。刻下症：精神紧张，有幻视幻听，体型偏瘦，睡眠欠佳，纳可，二便无异常，舌质红、苔薄，脉沉细。

诊断：郁证。

辨证：心神失养。

治法：养心安神。

方药：桂枝汤合甘麦大枣汤加味。

处方：桂枝 9g，琥珀 3g，丹参 12g，白芍 12g，大枣 15g，炙甘草 9g，浮小麦 30g，淫羊藿 24g，生麦芽 15g，紫苏梗 9g，磁石 12g，朱砂 0.5g（冲服），生姜 2 片。

共 28 剂，水煎服，每日 1 剂。

2022 年 6 月 23 日二诊：家属诉患者服药后幻视幻听明显减少，情绪好转，睡眠改善，夜尿 1～2 次/晚。舌质红、苔薄，脉沉细。前方去琥珀，加百合 30g。共 28 剂，煎服法同前。

后随访，患者症状明显改善。

按语

《素问·灵兰秘典论》记载"心者，君主之官，神明出焉"。心藏神，心主神明的功能正常，则精神健旺，神志清楚；反之，则可致精神神志异常，出现惊悸、健忘、失眠、癫狂等证候。晋师依据《难经》"损其心者，调其营卫"，针对患者老年女性，病程长，气血阴阳俱虚，治以"调和营卫""温心阳，补心阴"。心主血脉"遇寒则凝、得温则和"，桂枝辛温，色赤入心，芍药"禀少阴火气而治心"，生姜辛温，故桂枝汤既可调营卫，还能温心阳。又《金匮要略·妇人杂病脉证并治》："妇人脏躁，喜悲伤欲哭，象如神灵所作，数欠伸，甘麦大枣汤主之。"借鉴脏躁治法，取浮小麦甘寒，调养心阴而安神，甘草和中缓急，大枣甘平质润，补中润燥。久病必瘀，丹参活血化瘀，还能养血安神。琥，瑞玉也；珀，白也，琥珀有安魂定魄之功。另晋师用磁石、朱砂取磁珠丸之意，磁石益阴潜阳、震慑心神；朱砂重镇安神、清心定志。以生麦芽、紫苏梗代原方中建曲防金石之品伤胃，二者还有疏肝解郁之功。肾藏精，精舍志，精能生髓，髓汇于脑。积精可以全神，使精神内守。"凡乎水火既济，全在阴精上承，以安其神；阳气下藏，以安其志。"心为君火，肾为相火，相火在下，系阳气之根，为神明之基础，故方中以淫羊藿温肾阳而通心阳。总之，晋师在该例患者的治疗中以桂枝汤温心阳，甘麦大枣汤养心阴，使得"阴平阳秘，精神乃治"。

● 气短

范某，男，66岁。2022年5月31日初诊。

因"气短7年，加重1周"就诊。患者诉7年前无明显诱因出现气短，自觉全身乏力，间歇性发作，日晒后加重，未予重视。1周前气短症状加重，自觉头部充血感，面发红，眼胀，遇热症状加重，遇冷症状减轻。刻下症：气短乏力，小便黄，有泡沫，气味重，眠差，皮肤瘙痒。舌质红、苔薄腻，脉濡。

诊断：气短。

辨证：湿阻气机。

治法：清热化湿。

方药：三仁汤加减。

处方：香薷9g，薏苡仁24g，杏仁9g，白豆蔻3g（后下），淡竹叶12g，甘草3g，厚朴9g，通草3g，赤芍15g，滑石18g，仙鹤草24g，半夏12g，百合30g，牡蛎18g，黄精18g，黄芪18g，生姜2片。

共14剂，水煎服，每日1剂。

2022年6月30日二诊：患者诉气短乏力稍有好转，但行走10米即觉乏力，睡眠仍差，凌晨易醒，醒后难以入睡。舌质红、苔白腻，脉濡。前方去黄精、黄芪，加淫羊藿24g、酸枣仁24g。继服14剂。

2022 年 7 月 27 日三诊：患者诉症状较前好转，但遇热气短，睡眠有所改善。舌质红、苔薄腻，脉濡。予三仁汤合生脉饮加减，继服 14 剂。

按语

湿邪性阴，最易阻碍阳气，使之不能畅达，不论其在表在里，均可出现重滞不爽的症状，如肢体困重、大便不爽、皮肤瘙痒等症状，其中"首如裹"是其典型症状，乃湿邪困阻阳气，清气不能上升所致。气短、周身乏力，看似正气大虚，实乃湿邪阻滞。病程长易耗损正气，故初诊时方中用黄芪、黄精扶助正气。湿阻中焦，易出现疲乏无力，患者服用三仁汤后，湿邪去，阳气达，四肢自然轻健。湿邪重浊闭阻，易导致体内经气运行不畅，心神失养，导致睡眠不佳，故二诊时，加用淫羊藿、酸枣仁安神助眠。三诊时为大暑节气，乃一年中天气最热、湿气最重的时节，暑热耗气伤阴，患者出现了遇热气短的表现，即为气温升高更助暑热耗伤气阴，故晋师加入生脉饮以益气养阴。香薷为晋师常用的一味中药，味辛，性微温，被称为"夏日之麻黄"，外能发汗解表，内能化湿和中，解暑，为夏日所常用。

● 痰饮

门诊病历

周某，男，81 岁，退休教师。2020 年 9 月 14 日初诊。

因"凌晨后背冷 1 月余"就诊。患者 1 月前无明显诱因出现凌晨后背发冷，在当地医院行各种检查均无异常。刻下症：每日凌晨 5 ～ 6 点后背冷，起床后缓解，伴纳差、口干、口苦，口淡无味，小便难，平素怕冷，舌淡红、苔白腻，脉细滑。

诊断：痰饮。

辨证：中焦虚寒，痰饮内停。

治法：温阳化饮，健脾祛湿。

方药：苓桂术甘汤合小青龙汤加减。

处方：茯苓 12g，桂枝 10g，炒白术 12g，炙甘草 4g，五味子 6g，干姜 5g，细辛 3g，薏苡仁 24g，姜半夏 12g，苍术 15g，白芥子 4g，车前子 15g，牛膝 15g，生姜 5 片。

共 3 剂，水煎服，每日 1 剂，分 3 次温服。忌寒凉生冷饮食。

2020 年 9 月 19 日二诊：患者诉背冷稍缓解，小便不利改善，于上方去白芥子、车前子，加葶苈大枣泻肺汤逐饮，3 剂，煎服法同前。

2020 年 10 月 15 日三诊：患者诉后背冷、畏寒、纳差等症明显改善，但夜间口干燥，饮水难解渴，烦渴明显，考虑痰湿内阻，津不上承，改予三仁汤加减治疗。

处方：杏仁 9g，薏苡仁 24g，白豆蔻 3g（后下），砂仁 3g（后下），厚朴 9g，法半夏 12g，通草 3g，滑石 15g（包煎），淡竹叶 9g，甘草 3g，石菖蒲 9g，佩兰 12g，女贞子 12g，茯苓 15g，猪苓 9g，生姜 3 片。

共 7 剂，水煎服，每日 1 剂，分 3 次温服。忌生冷油腻饮食。

按语

《金匮要略·痰饮咳嗽病脉证并治》载"夫心下有留饮，其人背寒冷如手大"。本例患者年老体衰，平素体虚畏寒，以后背冷为主症，伴纳差、口干、口苦、口淡无味，小便难，舌淡红、苔白腻，脉细滑；提示中焦虚寒，痰饮内停，属痰饮病范畴，"病痰饮者，当以温药和之"。治疗以苓桂术甘汤温阳化饮、健脾祛湿，因无表证故小青龙汤去麻黄、桂枝、白芍，仅用干姜、细辛、五味子、半夏温化寒饮，加白芥子、葶苈子温肺豁痰行水，车前子、牛膝导湿从小便而利。

● 悬饮

吴某，男，57岁，农民。2018年3月14日初诊。

因"双侧胸腹部疼痛，伴皮肤红斑半年"就诊。患者诉半年前无明显诱因出现左胸腹皮肤疼痛，呈持续性刺痛，逐渐双侧胸腹部均感疼痛，摩擦后症状加重，疼痛范围约2cm×2cm，随后疼痛部位皮肤出现红斑，境界清楚，局部皮温略高，无丘疹脓疱，无破溃流液，遂至当地医院就诊，诊断为"带状疱疹"，予输液及止痛治疗（具体不详）后疼痛稍缓解，但红斑范围逐渐增大至10cm×8cm，部分融合成片，疼痛程度逐渐加重，影响生活质量。刻下症：双侧胸腹部及背部疼痛，呈胀痛，夜间加重，不能平卧，伴有咳嗽，咳少量痰，痰黏，咳嗽则痛剧。舌淡红、苔白，脉弦。

诊断：悬饮。

辨证：痰饮阻滞胸胁，少阳枢机不利，热郁腠理。

治法：调枢机，化痰饮，清郁热。

方药：小柴胡汤合椒目瓜蒌汤加减。

处方：柴胡12g，黄芩9g，法半夏12g，瓜蒌皮15g，紫苏子12g，葶苈子24g，茯苓30g，泽泻12g，刺蒺藜15g，桑白皮15g，椒目9g，枳壳9g，桔梗6g，牡丹皮9g，杏仁6g，莪术9g，陈皮9g，甘草6g，生姜4片。

共2剂，水煎服，每日1剂。

2018年3月16日二诊：疼痛减轻，仍咳嗽、痰白。前方去莪术，继服10剂。

2018年3月27日三诊：胸腹部皮肤红斑减小，轻微咳嗽、痰白，前方加减继服58剂，胸腹部红斑全部消退，诸症消除。

按语

少阳三焦为原气之别使，气机升降出入之道路，水液运行之通道，外应腠理。痰饮阻滞，则三焦气机不畅，出现疼痛，三焦气机不畅郁而化热，故出现皮肤红斑，以小柴胡汤合椒目瓜蒌汤治疗，方证对应，疗效立竿见影。

·肢体经络疾病·

经络具有通行气血，协调阴阳，沟通表里内外的作用，是维持肢体之间，肢体与脏腑之间等机体功能活动协调统一的结构保证。经络既是人体疾病传变的通路和反应系统，抵御外邪的防御系统，又是气血运行的循环系统，主束骨而利关节的运动系统，同时又是躯体各部的联络系统，《灵枢·海论》云："夫十二经脉者，内属于腑脏，外络于肢节。"经络具有内联五脏六腑，外络四肢百骸，沟通内外，联系上下，运行气血，输布营养的功能，是维持机体生命活动的交通网络。经络因其联络的特性，生理上以通为顺，病理状态下多是受邪而闭阻不通，或通而不畅，或不荣失养。

肢体即四肢和外在躯体之谓，由肌肉、筋骨等组成，经络贯穿其间，四肢的协调活动保障了人体正常的工作和生活；躯体具有支撑身体、保护内脏抵御外邪的作用。肢体在生理上以通利为顺，在病理上多因瘀滞不通，或通而不畅失养而为病。晋师对肢体经络疾病的认识如下。

1.外联肢体，内关脏腑。由于肢体经络的自身生理特性，其症状虽以肢体功能障碍的外在表现为主，但其实际为五脏六腑、气血津液失常的内在病变，故治疗要以治内为主，兼顾治外。

2.主要病理性质为不通和不荣。一者多属于实证（不通），如因风、寒、暑、湿、燥、火等六淫外邪痹阻经络，影响气血运行，则发痹证；经脉痹阻，腰府失养，则发为腰痛；外邪壅络，筋脉失养，则发为痉证。二者多属于虚证（不荣），如精津不足，气血亏耗，肌肉筋脉失养，则发为痿证；气虚阴精亏虚，或痰瘀阻络，扰动筋脉，则发为颤证。

3.首分阴阳虚实，再论寒热表里。肢体经络病证涉及范围广泛，虽病位在肢体，但其病机涉及五脏六腑、气血津液等多个方面，因此辨证应抓主要矛盾，谨守病机，审证求因，灵活施治。晋师认为，肢体经络病证的辨治，要首分阴阳虚实，再论寒热表里，大方向要准确，以免犯虚虚实实、南辕北辙之误。经脉失养者多虚（气、血、津液），以补虚为主，如补益肝肾、健脾益气、益气养血等法；邪壅经脉者多实（风寒湿热、痰浊、瘀血），以祛邪为主，如疏风散寒、清热除湿、活血化瘀、温痹通络等法。另外，肢体经络病证除了虚实两端外，还有虚实夹杂、因虚致实、因实致虚的情况，临证要详细辨别，因虚致实者宜补虚为主，兼以祛邪；因实致虚者，宜祛邪为主，兼以补虚。

● 转筋

索某，男，48岁。2012年2月18日初诊。

因"小腿抽筋两年"就诊。患者两年前无明显诱因出现小腿抽筋，重时累及胸肌、腹肌。长期饮用纯牛奶和服用钙片，但抽筋仍作。刻下症：头昏头沉，脘闷纳呆，时有恶心，口黏口苦，渴不欲饮，大便黏腻不爽，舌质红、苔厚而黄腻，脉濡数。

诊断：转筋。

辨证：湿热淫筋。

治法：清热祛湿，舒筋通络。

处方：蚕沙 15g，木瓜 15g，荷叶 6g，芦根 12g，薏苡仁 24g，桑枝 9g，滑石 24g，佩兰 6g，车前子 12g（包煎），白芍 15g，当归 9g，鸡内金 15g，炒麦芽 12g，木香 4g，厚朴 9g。

共 7 剂，每日 1 剂，水煎服。

2012 年 2 月 27 日二诊：用药后诸症减轻，唯大便无明显变化。原方加制大黄 5g（后下），共 5 剂，服毕转筋止，大便基本正常。

按语

本案患者为湿热之证，湿热浸淫，阻闭筋脉，筋脉失养则转筋；湿热内蕴，脾胃不和则脘闷纳呆；湿热蒙蔽清窍则头昏头沉；湿热上泛于口则口黏口苦，伤津则渴不欲饮；湿邪下趋大肠则便溏不爽；舌红苔黄腻、脉濡数乃湿热之象。晋师采用蚕沙、木瓜、薏苡仁、桑枝祛风除湿、和络止痉；滑石、佩兰、车前子清热祛湿；白芍、当归补肝血而柔肝体；鸡内金、炒麦芽、木香、厚朴导滞化湿。二诊加制大黄，一则荡涤湿热、通便化滞，二则久病有瘀，用其祛瘀之效。诸药并用起到清热祛湿、舒筋通络的功用，转筋自解。

● 痹病

案一　　　　　　　　门诊病历

秦某，男，40 岁，农民。2012 年 7 月 23 日初诊。

因"反复四肢关节冷痛伴晨僵 3 月"就诊。患者 3 个月前无明显诱因出现关节疼痛，于当地医院就诊，辅助检查示血常规正常，风湿系列提示类风湿因子（＋），抗 dsDNA 抗体（＋），抗核抗体（＋），血沉＞40mm/h，四肢关节 X 线片未见明显异常。诊断为"类风湿关节炎"，予糖皮质激素等治疗（具体不详）缓解不明显，今日来门诊就诊。刻下症：四肢关节冷痛伴晨僵，怕风，怕冷，头戴棉帽，身着棉衣，伴有头闷重，神疲乏力，大便稀溏，舌淡、苔厚白腻，脉细弱。

诊断：痹病。

辨证：寒湿痹阻。

治法：温经散寒通络，健脾祛湿，补益肝肾。

方药：薏苡仁汤合麻辛附子汤加减。

处方：薏苡仁 24g，苍术 15g，羌活 15，独活 15g，炙黄芪 24g，桂枝 9g，白芍 15g，防风 4g，麻黄 5g，细辛 3g，制附子 6g，炙甘草 6g，当归 9g，川芎 9g，鸡血藤 30g，桑寄生 12g，杜仲 12g，巴戟天 6g，生姜 5 片。

共 7 剂，水煎服，每日 1 剂，分 3 次温服，忌生冷饮食。平日可煮食薏苡仁、山药以健脾化湿。

2012 年 7 月 30 日二诊：服药后，患者诉四肢关节冷痛、晨僵，怕风、怕冷，头闷重，神疲乏力，大便稀溏等症状大为好转，所着棉衣帽改成单衣帽。脾肾阳气得以恢复，寒湿之邪大去，前方去苍术、巴戟天，制附子减半，加党参 24g、威灵仙 12g。共 7 剂，煎服法与医嘱同前。

2012 年 8 月 7 日三诊：服药后，晨僵、神疲乏力、怕风、怕冷症状较二诊又有好转。大便仍稍稀溏，舌淡、苔薄白，脉微濡。虽脾肾阳气得以恢复，寒湿之邪大去，但仍有寒湿邪气留恋，此当健脾祛湿、补益肝肾，散寒通络。前方去威灵仙，加山药 30g 健脾补肾，改羌活为 9g、独活为 9g、防风为 3g、麻黄为 4g、制附子为 4g、炙甘草为 4g。共 7 剂，煎服法同前。

服完药后诸症大为缓解，但早晚稍有怕冷，大便稍溏。守前方服 14 剂，两个月后随访，四肢关节冷痛、晨僵症状未再发作。

按语

本案系痹病（寒湿痹），治当温经散寒通络、健脾祛湿、补益肝肾。首诊以薏苡仁汤合麻辛附子汤加减治疗，方中薏苡仁、苍术健脾渗湿，羌活、独活、防风祛风胜湿，麻黄、桂枝温经散寒，当归、川芎、鸡血藤养血活血，麻辛附子汤温阳通络散寒，加黄芪、党参益气，桑寄生、杜仲、巴戟天补肝肾，强筋骨，生姜助诸药温阳散寒的同时，又可防药力太过伤脾胃，诸药合用，共奏扶正祛邪之功，邪去正复。饮食上嘱患者忌生冷饮食。后期治疗重在健脾祛湿，使脾胃健运，阳气得复，寒湿得散。晋师治痹病，以"寒湿热辨证"为宗旨，注重调理脾胃、滋补肝肾。因肾为先天之本，脾胃为后天之本，脾胃健旺，则先天得养，筋骨肌肉兼得水谷之气以生，故寒湿、湿热自散。久痹者，必责肝肾，肝主筋，肾主骨是也，因此，调理脾胃、滋补肝肾，是晋师治疗痹症的重要思想。

案二　　　　　　　门诊病历

刘某，女，26岁。2013年5月26日初诊。

因"四肢关节游走性疼痛、肿胀3年，加重1月"就诊。患者3年前无明显诱因出现关节肿胀疼痛，多方治疗（具体不详）无好转。今年四月份以来疼痛加重，并反复出现咽红肿痛。刻下症：四肢关节肿痛尤以下肢为重，发热，口渴，咽喉肿痛，纳差乏力。体温38℃，双侧扁桃体肿大，心率106次/分，血沉29mm/h，舌苔黄腻，脉细数。

中医诊断：痹病。

辨证：湿热痹阻。

治法：清热解毒，利湿宣痹。

处方：金银花9g，连翘9g，川牛膝15g，怀牛膝12g，牡丹皮12g，羌活9g，独活9g，防风4g，秦艽30g，当归15g，续断15g，生地黄30g，砂仁3g，白茅根18g，威灵仙15g，松节9g。

共7剂，水煎服，每日1剂，分3次温服，药渣可外洗患处。

2013年6月2日二诊：患者诉关节疼痛症状减轻，继服上方治疗。

按语

该患者病情较为严重，前期治疗应中西医结合，病情稳定后以中医为主治疗，风湿热症状典型，治疗效果确切。晋师用羌活、防风、秦艽皆祛风除湿之品；金银花、连翘清热，牡丹皮、白茅根清热凉血，当归、续断活血定痛；威灵仙、松节、川牛膝通络止痛，祛风除湿。诸药合用，能使风湿除而痹痛止，经络通而肿胀消，是治疗风湿热痹的效方。

牟某，女性，52 岁，教师。2014 年 1 月 20 日初诊。

因"周身大小关节疼痛半年"就诊。刻下症：肩背疼痛明显，面浮肿，劳累后指胀、僵硬，下肢浮肿，怕冷，背寒，烘热多汗，易烦，口干欲饮，小便偏少，大便偏干，绝经 1 年多。舌质暗红、苔薄黄腻，脉细弱。曾查 ASO、RF 未见异常。

诊断：痹病。

辨证：肝肾亏虚，风湿痹阻，气血失调。

治法：补益肝肾，祛风除湿。

处方：威灵仙 15g，鸡血藤 15g，路路通 6g，姜黄 9g，细辛 9g，白芥子 4g，浙贝母 5g，延胡索 9g，生地黄 12g，淫羊藿 30g，生黄芪 45g，防己 12g，桑寄生 30g，白薇 6g，鹿衔草 15g。

共 5 剂，水煎服，每日 1 剂，分 3 次温服。

2014 年 2 月 1 日二诊：服药后手背浮肿明显减轻，手指活动较灵活，颈肩肘腰关节时痛，睡觉翻身困难费力，畏冷明显，烘热易汗，口干减轻，大便日行两次，舌质暗、苔薄黄，脉细滑。初诊方加肿节风 15g、秦艽 30g，继服 5 剂，煎服法同前。

2014 年 2 月 11 日三诊：手背肿胀消退，小关节痛好转，颈肩背关节仍有酸痛，但程度均减，烘热感亦减，舌质暗、苔薄黄，脉细。以初诊方加续断 15g、肿节风 12g、秦艽 24g，继服 5 剂，煎服法同前。

2014 年 3 月 1 日四诊：两手浮肿基本消退，夜晚握手稍胀，手臂、腕、指痛减，颈僵，大便正常，舌质暗、苔薄黄腻，脉细。初诊方加葛根 20g、续断 20g、肿节风 20g、秦艽 10g、千年健 15g、黄芪 24g、白薇 5g，继服 5 剂，煎服法同前。

按语

《严氏济生方》云"皆因体虚，腠理空疏，受风寒湿气而成痹也"。本案患者由于正气亏虚，邪气留滞筋脉关节，影响脏腑气血阴阳，伤及肝肾，肝主筋，肾主骨，筋骨失养，故见周身大小关节疼痛、僵直不利、硬肿。晋师见患者久痹，兼见寒热之症，治当温清并用。药用白薇、生地黄、秦艽养阴而清络热；青风藤祛风通络，消肿止痛；鸡血藤补血和血通络；淫羊藿、桑寄生、续断、千年健、鹿衔草祛风湿、补肝肾、强筋骨；路路通、姜黄、防己、肿节风祛风湿，活血通络止痛；以黄芪卫外实表，兼能益气通经，葛根发表解热，调和营卫。另外，藤类药多具有通经活络，行血止痛之功效，并可用作引经药物，使药力直达四肢及病所，故临床痹证治疗常选用藤类药物。

案四　　　　门诊病历

李某，女，42岁。2022年1月20日初诊。

因"髋关节疼痛两月余"就诊。患者两个月前因皮肌炎长期大量使用激素后出现髋关节疼痛，在外院诊断为"股骨头坏死"，患者希望保守治疗，遂来晋师门诊就诊。辅助检查：双髋关节MRI（2021年12月29日）示右侧股骨头坏死（Ⅱ～Ⅲ期）；双侧髋关节腔少量积液。刻下症：全身痛尤以髋关节为甚，下肢怕冷，手指晨僵，月经量少，舌质红、苔白，脉沉弦细。

诊断：痹病。

辨证：肝肾两虚，气血不足。

治法：祛风湿，止痹痛，益肝肾，补气血。

方药：独活寄生汤合黄芪桂枝五物汤加减。

处方：淫羊藿24g，巴戟天15g，黄芪45g，桂枝12g，木瓜15g，白芍15g，大枣15g，炙甘草9g，威灵仙12g，独活12g，杜仲12g，秦艽12g，附子6g（先煎），牡蛎18g，陈皮3g，桑寄生30g，生姜3片。

共 28 剂，水煎服，每日 1 剂。

2022 年 2 月 16 日二诊：患者诉身痛有缓解，晨起手指肿胀明显，仍怕冷，舌红、苔白，脉沉弦。前方去木瓜、秦艽、牡蛎、陈皮，加当归 9g、延胡索 9g、葛根 15g。共 28 剂，煎服法同前。

2022 年 3 月 30 日三诊：患者诉手指肿胀缓解，仍晨僵，髋关节痛。前方去当归、葛根，加牛膝 12g、黄精 15g、牡蛎 18g，改附子为 9g。共 28 剂，煎服法同前。

按语

股骨头坏死属于祖国医学"骨痹"范畴。肾藏精，精生髓而充于骨，骨之发育、成长荣枯与肾精盛衰有密切关系。又女子以肝为先天，肝藏血，肝血不足故见月经量少。晋师认为该患者肝肾亏虚，气血不足，邪痹经络是其基本病机，故用独活寄生汤合黄芪桂枝五物汤加减。独活寄生汤出自《备急千金要方》，具有养血舒筋、祛风除湿的功效。黄芪桂枝五物汤首见于《金匮要略·血痹虚劳病脉证并治》，可补益气血，调和营卫。全方中独活、秦艽祛风散寒除湿；桑寄生、杜仲、牛膝强筋壮骨，补益肝肾；重用黄芪益气利水消肿。二诊时加入当归，有当归补血汤之意。葛根《本草经疏》记载："发散而升，风药之性也，故主诸痹。"黄精为晋师比较推崇的一味补虚药，能健脾润肺益肾、补气养阴、强筋骨。

案五　门诊病历

龚某，男，65 岁，农民。2006 年 8 月 11 日初诊。

因"左上臂疼痛 1 月余"来诊。患者于 1 个月前夜间乘凉后出现左上臂疼痛，曾先后服布洛芬胶囊、复方对乙酰氨基酚片无效。刻下症：左上臂疼痛，上举困难，身重，便溏，舌质淡红、苔黄厚腻，脉濡。查体示左上臂无红肿，无骨擦音。

诊断：着痹。

辨证：湿热凝滞，经络不通。

治法：清热除湿，通络止痛。

方药：三仁汤加减。

处方：杏仁 12g，白豆蔻 6g（后下），薏苡仁 30g，通草 30g，淡竹叶 10g，滑石 30g，法半夏 12g，厚朴 12g，豨莶草 30g，海桐皮 30g，蚕沙 30g，秦艽 15g，威灵仙 30g，桑枝 15g，葛根 15g，甘草 6g。

共 3 剂，水煎服，每日 1 剂。药取汁后，将药渣煎液洗手臂，每日 1 次。

2006 年 8 月 14 日二诊，症状减轻，仍守方守法，服前方 5 剂而愈。

按语

湿热在表，则身重，湿热在肩关节，则上臂疼痛，上举困难。晋师用豨莶草、海桐皮、蚕沙、秦艽、威灵仙、桑枝、葛根清利湿热、通利肌肉关节；通草、淡竹叶、滑石甘寒淡渗，利湿清热；法半夏、厚朴行气化湿，散结除满；杏仁、白豆蔻、薏苡仁宣上、畅中、渗下，三焦分消，气畅湿行，湿除热清，三焦通畅，诸症自除。

案六 门诊病历

张某，男，41 岁。2012 年 4 月 23 日初诊。

因"项背强直，活动不利 7 年"就诊。患者 7 年前在重庆市某三甲医院确诊为"强直性脊柱炎"，一直服用西药治疗，时好时坏，近几年有加重趋势。刻下症：项背强痛，腰部、臀部疼痛，僵硬，夜间、晨起明显，夜间翻身困难。怕冷，无汗，睡眠差，饮食正常，大便可，夜尿每晚两次。舌淡、苔白，脉沉。

诊断：痹病。

辨证：营卫不和，肝肾亏虚，风湿痹阻。

治法：发表解肌，补肝肾，强筋骨，祛风湿。

方药：葛根汤加减。

处方：葛根18g，麻黄12g，桂枝15g，白芍15g，大枣15g，炙甘草9g，淫羊藿24g，羌活9g，独活15g，杜仲12g，细辛6g，秦艽9g，威灵仙12g，薏苡仁24g，巴戟天9g，狗脊15g，生姜5片。

共14剂，每日1剂，水煎服。

2012年5月15日二诊：患者诉诸症缓解，仍诉夜尿频。以原方加益智仁6g、乌药6g，煎服方法同前，继续服用1个月。

2012年6月22日三诊：患者诉所有症状均较二诊时又有所改善，但有肢凉怕冷，怕吹空调，夜尿1次。舌淡、苔白，脉沉细。患者有阳虚寒凝之象，以葛根汤合阳和汤加减。

处方：麻黄6g，葛根15g，桂枝12g，白芍15g，生甘草9g，大枣15g，熟地黄30g，砂仁4g（后下），肉桂5g，炮姜6g，白芥子6g，鹿角霜9g，秦艽9g，威灵仙12g，巴戟天9g，狗脊15g，生姜3片

共30剂。煎服法同前。

2012年8月11日四诊：患者诉诸症继续减轻，偶有腰痛、活动不利，怕冷肢凉缓解。后以葛根汤加补肝肾、强筋骨之品为基础方，或合阳和汤，或合六味地黄汤等解肌发表、补肝肾、强筋骨、温经通络治疗半年余诸症缓解，未再发作。

按语

此案患者以项背强痛，腰臀部疼痛、僵硬，夜间、晨起明显，夜间翻身困难、怕冷肢凉为主要表现，归中医痹病范畴，属于临床难治性疾病，多因肝肾亏虚，气血不和为本，风寒湿痹阻经络为标。初诊时，患者表证明显，以疼痛、关节不利为所急所苦，故晋师以解肌发表调营卫为主，补肝肾、强筋骨、祛风湿为辅，两诊后即疗效明显，风寒湿痹阻之表证逐渐得以缓解，而肝肾不足证、阳虚气血不和之象逐渐成为此案之主要矛盾，故三诊以后以葛根汤合阳和汤加补肝肾、强筋骨、祛风湿之品治本为主，继续调理半年余诸症得以缓解，未再发作。此案充分体现了晋师治病注重

标本缓急，表里同治之法则。

宋某，女，44 岁。2012 年 4 月 3 日初诊。

因"颈项部强痛，腰背部酸胀痛两周"就诊。患者两周前淋雨受凉后出现感冒头痛，服用三九感冒颗粒后头痛症状缓解，但开始出现颈项强痛，腰背酸胀疼痛，并牵扯下肢疼痛，左手麻木，怕冷等症状，在诊所进行针灸治疗缓解不明显，遂前来寻求中药治疗。刻下症：颈项强痛，腰背酸胀疼痛，并牵扯下肢疼痛，左手麻木，怕冷，平时月经色暗。舌淡胖、苔白腻，脉弦滑。

诊断：痹病。

辨证：寒凝经络。

治法：解表散寒，温经止痛。

方药：葛根汤加减。

处方：葛根 18g，麻黄 12g，桂枝 15g，赤芍 15g，炙甘草 9g，大枣 15g，生黄芪 30g，陈皮 4g，鸡血藤 30g，桃仁 12g，川芎 9g，延胡索 9g，桑寄生 30g，巴戟天 9g，威灵仙 30g，生姜 7 片。

共 5 剂，水煎服，每日 1 剂。

2012 年 4 月 15 日二诊：患者诉服药后微微出汗，颈项强痛、腰背酸痛改善，下肢牵涉痛、手麻明显缓解，舌淡胖、苔白稍腻，脉弦。辨证准确，疗效明显，前方减麻黄为 9g，去延胡索，加地龙 6g，再进 7 剂。

2012 年 4 月 30 日三诊：患者诉诸症基本缓解，月经已行，颜色暗改善，量可。偶有腰痛，肢凉，舌淡胖、苔白稍腻，脉弦细。表寒之邪已基本祛除，故以当归四逆汤加减调理气血、温经通络善后巩固。

处方：桂枝 15g，白芍 15g，炙甘草 9g，大枣 12g，当归 12g，川芎 9g，茯苓 12g，炒白术 12g，泽泻 4g，黄芪 24g，鸡血藤 15g，桑寄生

24g，杜仲 12g，威灵仙 12g，麻黄 6g，通草 4g，生姜 3 片。

共 14 剂，煎服法同前。

按语

此案患者因淋雨感冒所致，为太阳经络受寒，凝滞不通，气血不畅。再因患者已过六七之年，肝肾亏损，故常规治疗不愈。晋师以葛根汤为基础方发表解肌，加补肝肾、强筋骨、祛风湿之品，标本兼治，5 剂而缓解，12 剂即诸症皆除，然后以当归四逆汤调理气血、温经通络善后巩固。

案八　　　　　　　　门诊病历

郑某，女，53 岁。2023 年 5 月 22 日初诊。

因"肛门坠胀不适半年，右下肢疼痛 1 月余"就诊。患者述半年前因肛门坠胀不适就诊于某三甲医院，肠镜提示直肠肛管癌，病理提示鳞状细胞癌，诊断明确后于该医院经肠系膜下动脉介入治疗两个周期，方案为"多西他赛 40mg 加卡铂 180mg"，经治疗后患者强烈要求手术。患者于 2022 年 12 月 15 日在我院行直肠癌腹会阴联合根治术（Miles）、腹股沟淋巴结根治性切除术、区域淋巴结清扫术，术后经过治疗好转出院，造接口排气，排便正常。两个月前患者突然发现会阴部包块并伴有出血，于门诊检查及用药治疗后未见明显好转。1 个月前出现右下肢疼痛并再次在我院普外科行会阴包块切除术，诊断为会阴部皮肤肿物，术后病理符合直肠癌术后转移。刻下症：右下肢痛，夜间甚，多于凌晨 0 ~ 3 点发作，3 点后疼痛可自行缓解，白天无所苦。纳可，小便黄，腹壁造瘘口排气、排便正常。舌淡红、苔薄白，脉细滑。

诊断：痹病。

证候诊断：湿热阻络（肝经）。

治法：祛湿清热，通络止痛。

方药：逍遥散合三仁汤加减。

处方：白芍 15g，当归 9g，柴胡 9g，炒白术 12g，茯苓 12，薏苡仁 24g，炙甘草 4g，杏仁 9g，白豆蔻 3g（后下），淡竹叶 12g，厚朴 9g，通草 3g，滑石 18g，半夏 12g，木瓜 15g，黄芪 24g，延胡索 9g，仙鹤草 24g，白花蛇舌草 24g。

共 14 剂，水煎服，每日 1 剂。

2022 年 7 月 10 日二诊：服药后患者夜间右下肢疼痛症状减轻，现凌晨 0～1 点仍有疼痛不适，会阴部包块无明显变化，用小柴胡汤加减。

处方：柴胡 12g，党参 15g，半夏 12g，干姜 4g，黄芩 4g，大枣 15g，炙甘草 9g，龙骨 30g，牡蛎 30g，连翘 9g，浙贝母 5g，仙鹤草 24g，白花蛇舌草 24g，薏苡仁 24g，海螵蛸 15g，木瓜 15g，延胡索 9g，牛膝 12g。

【按语】

本患者为直肠肛管鳞癌术后、会阴复发术后，就诊时症状少，只有右下肢疼痛、小便黄，特殊的是于 0 点到 3 点发作。根据发作时辰考虑肝胆经有问题，联系经络循行则对病情特点豁然开朗。

足少阳胆经行于下肢外侧多气少血，子时气血注此。足厥阴肝经行于下肢内侧多血多气，丑时气血注此。患者肿瘤病史、小便黄，0～3 点右下肢疼痛考虑湿热阻滞经络引起，故一诊晋师予三仁汤合逍遥散加减。三仁汤宣通湿热、逍遥散主治肝胆，加黄芪助气血、延胡索主一身之痛，木瓜温能散湿、酸能舒筋，主湿痹；仙鹤草、白花蛇舌草兼顾肿瘤。服药后患者下肢疼痛减轻、疼痛时间缩短，予小柴胡汤加味，其中连翘、仙鹤草、白花蛇舌草解毒抗癌，薏苡仁、木瓜祛湿通经，龙骨、牡蛎、浙贝母、海螵蛸散结，延胡索理气止痛，牛膝补肝肾引药下行。本案体现晋师联系经络循行，将整体观念运用于临床的特点。

● 痿证

燕某，男，55 岁，工程师。2021 年 5 月 12 日初诊。

因"双眼睑下垂、乏力 10 余年"就诊。患者 10 余年前无明显诱因出现双眼睑下垂、乏力，患者未引起重视，后双眼睑下垂症状日渐加重，影响正常视力，四肢也逐渐出现乏力症状，于劳累及午后、夜间加重，休息及晨起后减轻，伴头晕，既往有高血压病史多年。在当地医院住院，查血压 125/86mmHg，AST 21U/L；ALT 74U/L；AST 56U/L。重症肌无力五项：乙酰胆碱受体（AChR）抗体阳性 1 ∶ 100。头颅 MR 检查：双侧额顶皮质下，双侧侧脑室旁脑白质少许脱髓鞘改变；颅脑 MRA 未见异常。神经内科肌电 / 诱发电位报告：重复神经电刺激（低频、高频）未见异常。诊断为"重症肌无力（眼肌型）；高血压 3 级（极高危）；2 型糖尿病；高尿酸血症"。予降压、降糖、降尿酸及溴吡斯的明片口服等治疗，患者睁眼乏力症状无明显改善，仍影响视力及日常生活，遂来门诊寻求中医治疗。刻下症：睁眼乏力，偶有头晕、气短，纳可、眠可，怕冷，大便偏稀溏，小便正常，舌质淡、苔薄，脉沉。

诊断：痿证。

辨证：脾胃气虚。

方药：异功散合补中益气汤加减。

处方：菟丝子 15g，葛根 12g，肉苁蓉 30g，山药 45g，仙鹤草 30g，淫羊藿 30g，茯苓 12g，炒白术 12g，炙甘草 4g，陈皮 4g，党参 18g，升麻 5g，柴胡 4g，当归 9g，黄芪 18g，生姜 2 片。

共 14 剂，水煎服，每日 1 剂。

2021 年 7 月 7 日二诊：患者诉服药 10 天后自觉睁眼无力症状明显改善，

以往因睁眼乏力影响视力不敢驾驶车辆，目前视力不受影响已能正常驾驶，停用溴吡斯的明片。患者时有排便不爽、腹痛，既往曾行肠息肉手术。舌质淡、苔薄，脉沉。辨证准确，在前方基础上加减。

处方：菟丝子15g，葛根15g，肉苁蓉30g，仙鹤草24g，淫羊藿30g，炒白术15g，陈皮3g，党参18g，升麻5g，柴胡3g，当归9g，黄芪24g，枇杷叶15g，白芍18g，决明子15g，生姜2片。

共14剂，水煎服，每日1剂。

按语

重症肌无力属于中医"痿证""睑废"范畴，巢元方《诸病源候论·目病诸候》曰："目是脏腑血气之精华，肝之外候，然则五脏六腑之血气，皆上荣于目也。若血气虚，则肤腠开而受风，风客于睑肤之间，所以其皮缓纵，垂覆于目，则不能开，世呼为睢目。"《银海指南·气病论云》："中气不足，为眼皮宽纵。"眼睑在眼科五轮中为"肉轮"，属脾目，司眼之开合，脾气虚弱，以致下垂不举。脾主肌肉，重症肌无力症状晨轻暮重的时相变化与脾所主时辰相合。晋师遵循"治痿独取阳明"，以补中益气配伍四君子汤健脾益气，升阳举陷。再配伍葛根升发清阳，鼓舞脾胃阳气上升。配肉苁蓉、淫羊藿、菟丝子温补肾阳，补先天之本。二诊时患者已停用西药，眼睑功能及视力基本恢复正常，有排便不爽的症状，故在原方基础上加枇杷叶降浊气，白芍养血柔肝阴止腹痛，决明子清肝明目通便。诸药合用使清气得升，浊气得降，恢复人体正常脏腑气机功能，故诸症可愈。

晋师强调治疗痿证宜甘温滋养、不宜苦寒辛燥；宜升举调畅、不宜泻利破气，补脾强调升清调畅，则中焦枢机转运，清阳四达，精微输布。

梁某，男，70岁。2022年2月17日初诊。

因"双上肢乏力僵硬两年余"就诊。患者两年前无明显诱因出现双上肢乏力，僵硬感，活动后及抬臂时感觉明显，病情逐渐加重，并出现肌肉跳动感，遂到当地医院就诊。辅助检查示肌红蛋白147μg/L，肌酸同工酶11.8μg/L；肌电图示左、右正中神经运动传导末端潜伏期延长，波幅在正常范围，传导速度减慢，左、右小指展肌，左、右拇指展肌呈神经源性损害。肌肉活检病理结果提示重度神经源性病理改变。诊断为"运动神经元病（肌萎缩侧索硬化）；脑膜瘤"。患者为求中西医结合治疗，遂来晋师门诊。

刻下症：四肢乏力，以双上肢为甚，紧绷感，口角流涎，口干夜尿频。舌质红、少苔，脉沉细。

诊断：痿证。

辨证：肝肾阴虚。

治法：滋补肝肾。

方药：六味地黄汤加减。

处方：熟地黄45g，山茱萸15g，山药30g，泽泻12g，牡丹皮9g，茯苓12g，石莲子15g，益智仁9g，车前子12g，柴胡3g，丹参15g，杜仲12g，葛根15g，炙甘草4g，黄精24g，乌药6g，牡蛎18g。

共21剂，水煎服，每日1剂。

2022年3月28日二诊：仍乏力、肢软，下肢肌肉跳动，眠差，口干，舌淡、苔白腻，脉沉细。予六味地黄汤合温肾阳之品加减。

处方：熟地黄45g，山茱萸12g，山药24g，淫羊藿30g，巴戟天18g，当归9g，砂仁3g（后下），牛膝12g，黄精18g，益智仁9g，乌药6g，牡蛎18g，葛根15g，陈皮3g，黄芪24g。共28剂，煎服法同前。

2022年6月1日三诊：肢软症状明显改善，但有进食后腹胀，口干，眠差易醒，右侧头痛，背部不适，舌苔腻，脉细。予六味地黄汤合右归丸加减。

处方：熟地黄 30g，山茱萸 12g，山药 24g，淫羊藿 24g，巴戟天 18g，当归 9g，砂仁 3g（后下），炙远志 9g，枸杞子 15g，杜仲 12g，狗脊 15g，丹参 12g，葛根 15g，陈皮 3g，黄芪 24g。共 28 剂，煎服法同前。

按语

运动神经元病属中医痿病范畴，晋师认为本病发生与肝、脾、肾诸脏亏损有关。肾主骨，生髓，通于脑，肾阴精亏虚，髓海失充，骨失所养，骨枯而髓减则骨软无力；肝肾同源，肾精亏，则肝血虚，筋脉失养，虚风内动，故手足笨拙、肌肉瞤动；肾气不足而脾失健运，则气血亏虚，肌肉失养，出现肌萎不用。故主张滋阴补肾健脾益气，方中重用熟地黄补血滋阴、益精填髓，《本草纲目》言其"填骨髓，长肌肉，生精血，补五脏内伤不足"。另"治痿独取阳明"，用少量柴胡升阳举陷，升举脾胃清阳之气；葛根一则升发脾胃清阳之气，二则取其"止痉"之功缓解肌肉跳动痉挛。晋师在温肾药物的选用方面，注重选择温而不燥、补而不滞的药物如淫羊藿、巴戟天等，配以滋阴药熟地黄、山茱萸，以求补阳而不伤阴，刚柔相济、温润并施；二诊时加入当归，三诊时加入枸杞子、杜仲，有取右归丸之意。晋师温肾之法治疗运动神经元病，圆机活法，不拘泥于一方一药，"观其脉证，知犯何逆，随证治之"。

案三 门诊病历

何某，女，56 岁。2020 年 10 月 19 日初诊。

因"头晕、下肢无力两月余"就诊。患者在 2020 年 8 月 9 日无明显诱因于洗衣服过程中出现右侧头痛，疼痛持续存在，阵发性加重，疼痛发作时出现肢体抽动及双眼视物模糊，就诊于当地医院，头颅 CT 检查未见明显异常。8 月 11 日凌晨两点如厕时出现双下肢无力，未摔倒，不能自主行走，在家属搀扶下可缓慢行走，后为进一步诊治于我院神经内科完善检查后诊断"炎性脱髓鞘脑病、左侧基底节脑梗死"，予醋酸泼尼松片30mg/d，雷贝拉唑钠肠溶片20mg/d治疗，症状缓解不明显。刻下症：头晕，头目不清，口角流涎，易呛，眠差，夜尿2次，小便量少，肛门胀，记忆力减退，耳鸣，胸闷，脚软，手抖，舌淡、苔腻，脉略沉。

诊断：痿证。

辨证：肾虚夹痰湿。

治法：补肾，兼以化痰祛湿。

方药：温胆汤合六味地黄汤加减

处方：熟地黄30g，山茱萸12g，山药30g，砂仁3g（后下），黄柏3g，制半夏12g，陈皮9g，茯苓12g，炙甘草4g，枳实9g，竹茹12g，牡蛎24g，天麻9g，白芍15g，细辛3g，川芎9g，丹参12g。

共14剂，水煎服，每日1剂。

按语

急性炎性脱髓鞘脑病是一种病因尚未明确而原发病变主要为神经髓鞘脱失的神经系统疾病。中医学认为，本病与先天禀赋不足相关，《灵枢·经脉》曰："人始生，先成精，精成而脑髓生。"先天禀赋不足之根本为肾虚，肾虚封藏失职，肾精不足，精不生髓，影响脑髓生成，或不能充养脑髓而发生病变。晋师认为本病属本虚标实之病证，本虚以肾精不足，肝肾阴虚，肾阳虚损，气血亏虚为主；标实则以风、寒、湿、热、痰、瘀常见。急性期以内风、痰浊、邪热等标实为主，治疗以"虚则补之，热则清之，实则泻之"为原则。方中熟地黄、山茱萸、山药滋补肝肾，填精补髓；温胆汤清热化痰，健脾和胃；丹参、天麻、川芎益气活血，化瘀通络。

青囊传薪 临证实录

夏某，男，49岁。2023年3月15日初诊。

因"下肢无力1年余"就诊。患者1年前无明显诱因出现下肢无力，于当地医院就诊，各项检查均无异常，但上述症状反复发作，遂于我科就诊。刻下症：双下肢无力，以右侧为主，伴下肢疼痛，春、冬季遇冷加重，乏力、气短，脾气急躁，食欲尚可，睡眠差，夜尿频，大便基本正常。舌淡、苔白，脉沉细。

诊断：痿证。

辨证：肝肾不足。

治法：补益肝肾。

方药：黄芪桂枝五物汤合独活寄生汤加减。

处方：桂枝12g，杜仲12g，白芍15g，威灵仙12g，独活15g，秦艽12g，黄芪18g，巴戟天15g，大枣12g，葛根12g，细辛4g，牛膝12g，桑寄生30g，牡蛎18g，炙甘草4g，羌活6g，附子9g（先煎），防风6g。

共28剂，每日1剂，水煎服。

二诊：1个月后复诊，患者下肢无力较前好转，疼痛较前缓解，偶有抽筋，余症状基本同前。舌淡、苔白，脉细。继以前方加减。

处方：桂枝12g，杜仲12g，白芍15g，威灵仙12g，独活12g，秦艽12g，黄芪18g，牡蛎18g，炙甘草4g，羌活6g，附子9g（先煎），熟地黄15g，当归12g，山茱萸12g。

共28剂，煎服法同前。

按语

患者中年男性，脏腑功能渐亏，肝主筋，肾主骨，肝肾功能不足，不能荣养筋骨，故见下肢无力，既往调护不慎，风寒之气乘虚而入，导致风寒之气着于筋骨，故见疼痛；肝血不足，不能养心，故见睡眠障碍；肾气不足、不能固摄而见夜尿频数。故以独活寄生汤补益肝肾，祛风寒湿痹；黄芪桂枝五物汤加附子益气温阳固表，巴戟天、杜仲加强补肾之功。患者服后症状缓解，偶有抽筋表现，考虑疾病阴血不足不能荣筋，故去防风、巴戟天、细辛以防伤阴，加用熟地黄、山茱萸、当归补血荣筋。治疗后患者症状明显缓解。本案与前文痹病第四案均用独活寄生汤合黄芪桂枝五物汤加减，属异病同治，凡辨证为肝肾亏虚的肢体关节疾病，无论表现为疼痛还是无力，晋师均常用此两方治疗，效如桴鼓。

案五　　　　　门诊病历

丁某，男，42 岁。2017 年 11 月 11 日初诊。

因"下肢无力两年余"就诊。患者确诊运动神经元疾病两年余，逐渐出现进行性肌萎缩。刻下症：肌萎缩，双手乏力，抓握无力明显，呼吸困难，夜间需要使用呼吸机才能入睡，眠差，大便偏稀，舌暗红、苔薄，脉沉细。

诊断：痿证。

辨证：脾肾亏虚。

治法：补益脾肾。

方药：归脾汤加减。

处方：淫羊藿 24g，狗脊 15g，党参 18g，炙黄芪 18g，当归 9g，白术 12g，炙甘草 4g，茯苓 12g，龙眼肉 12g，大枣 12g，牛膝 12g，菟丝子 15g，鸡血藤 15g，葛根 15g，丹参 9g，补骨脂 12g，杜仲 12g。

共 28 剂，每日 1 剂，水煎分 3 次餐后温服。

2017 年 12 月 18 日复诊：患者进行性肌萎缩未加重，仍有呼吸困难，仍需使用呼吸机方能入睡，双手乏力较前稍有改善，仍有抓握乏力。舌暗红、苔薄，脉沉细。

处方：淫羊藿 24g，仙鹤草 24g，党参 24g，炙黄芪 24g，当归 9g，白术 12g，炙甘草 9g，茯苓 12g，龙眼肉 12g，大枣 15g，牛膝 12g，葛根

15g，菟丝子 15g，延胡索 9g。

共 28 剂，每日 1 剂，水煎分 3 次餐后温服。

按语

《素问·痿论》提出"治痿独取阳明"的治痿大法。晋师认为，因脾胃为后天之本，气血生化之源，故脾胃虚弱，则受纳、运化、输布功能失常，导致气血津液生化不足，不能正常输布精微以荣五脏、四肢、筋脉、肌肉；肾主骨，为后天之本，脾肾不足，肌肉、筋骨失养，故而出现进行性肌萎缩，双手乏力，抓握乏力，呼吸肌乏力等。故治疗应重视调理脾胃，补益肾精为主。故予归脾汤加减补益后天脾胃，配以淫羊藿、狗脊、菟丝子、杜仲等补肾之品，加强补肾之功。本病病程较长，治疗当循序渐进，不可急功近利。故晋师再三嘱咐患者不能心急，且病来如山倒、病去如抽丝的道理不得不明，需慢慢将后天之本脾胃健运好之后，后天不断滋养先天，疾病方能得到改善。

● 腰痛

案一 门诊病历

武某，男，43 岁。2014 年 10 月 9 日初诊。

因"反复腰臀部冷痛、沉重两年"就诊。患者两年前无明显诱因出现腰臀部痛，发冷沉重，经市内多家医院检查，提示"腰椎退行性改变"，行针灸推拿、中药治疗，缓解不明显。刻下症：腰臀部冷痛、沉重感，饮食、睡眠及二便正常。舌淡有齿痕、苔白，脉沉。

诊断：腰痛。

辨证：寒湿痹阻。

治法：温肾散寒，健脾除湿。

方药：肾着汤加减。

处方：炙甘草12g，生白术15g，干姜9g，茯苓15g，续断15g，桑寄生30g，杜仲12g，延胡索12g，仙鹤草30g，威灵仙12g，淫羊藿24g，川牛膝12g，细辛4g，黄芪30g，陈皮4g，生姜5片。

共7剂，水煎服，每日1剂，早中晚分服。

2014年10月18日二诊：患者诉腰臀部冷痛症状有所改善，但不甚明显，仍沉重，余无特殊。以前方加重干姜至18g，茯苓至24g，黄芪至45g，再进7剂，煎服法同前。

2014年10月28日三诊：患者诉腰臀发冷、发沉症状大减，舌淡稍有齿痕、苔白，脉沉。效不更方，继续再进7剂巩固疗效。1周后电话随访，患者告知困扰两年余之痼疾已经痊愈。

按语

此案病机为寒湿侵袭太阴脾土，下着于肾，经络痹阻，运行不畅，腰为肾之府，肾受寒湿之邪，就会出现腰及腰以下冷痛为主之病证。晋师依据《金匮要略•五脏风寒积聚病脉证并治》"肾着之病，其人身体重，腰中冷，如坐水中，形如水状，反不渴，小便自利，饮食如故，病属下焦。身劳汗出，衣里冷湿，久久得之，腰以下冷痛，腹重如带五千钱"。初诊以肾着汤加补气强筋壮骨之品初战小胜，复诊时加重干姜、茯苓、黄芪剂量，意在加强健脾除湿，再战即扩大战果，三诊即全胜收官。另，晋师治水湿之邪，常重用黄芪补气利水，喜用仙鹤草补气，补而不腻。

案二   门诊病历

马某，男，46岁，农民。2017年5月12日初诊。

因"腰部疼痛27年"来诊。患者27年来，一直腰部疼痛、紧束感，能忍受，到当地各级医院就诊，腰部CT、磁共振检查均无异常，亦曾寻求中医药治疗，但效果不佳。反复询问其职业、工作、受伤史，得知其18岁参军，曾于西藏每夜站岗两小时，长期处于冰雪天中，大衣易结冰，站岗结束后身体冷硬。刻下症：腰疼痛、紧束感，有时拍打后稍可缓解，功能活动稍受限，腰部压痛，口干喜热饮，舌红，苔白黄腻，脉弦紧。

诊断：腰痛。

辨证：寒湿阻滞，郁而化热。

治法：温阳散寒，除湿清热。

方药：桂枝芍药知母汤加减。

处方：麻黄9g，桂枝12g，白芍15g，制附子12g（先煎），苍术15g，细辛4g，防风6g，知母6g，独活12g，姜黄15g，乌蛸蛇15g，炙甘草6g。

共5剂，水煎服，每日1剂。

2017年5月17日二诊：患者诉腰部20余年来从未如此轻松，自觉腰部较前温和，舌红、苔白腻，脉弦。前方加薏苡仁30g，煎服法同前，服5剂后，症状全消而愈。

按语

患者27年前感受寒湿，现腰部疼痛、紧束感、喜拍打，可见寒湿阻滞明显，苔白黄腻，有入里化热之征，口干喜热饮，为寒湿伤阳。故用温阳散寒、除湿兼清热的桂枝芍药知母汤对证治疗，27年顽疾消除。

后记

　　余祖籍河南许昌鄢陵也，许昌鄢陵乃历史名地，《左传》中郑伯克段于鄢、晋楚鄢陵之战、唐雎不辱使命等著名历史事件皆出于此；彭祖寿高八百，许由"洗耳恭听"，亦隐居躬耕于此。许昌鄢陵地处华北平原腹地，四季分明，属亚热带季风气候，四序草木葳蕤，花开旖旎，环境宜人，富氧山水，被誉为"中国花木之乡"。许昌鄢陵自古人杰地灵、民风淳朴、民俗浓郁，尊老爱幼、扶贫救弱理念成风，长生之术发扬光大，人们普遍长寿，老人百岁高寿乃是常态，故又被誉为"中国长寿之乡"。

　　我生于 20 世纪 60 年代初的农家，彼时"三年困难时期"的余波尚未散去，衣食仍很欠缺。但我是家中老幺，且母亲 46 岁得幼子，我一直受到父母及哥姐的宠爱，被视为珍宝，没受太多的苦。自己虽不天资聪颖，但亦勤奋，自识"笨鸟先飞，勤能补拙"。我在村中晋门学校读小学和初中，那时成绩一直名列前茅。高中顺利考入鄢陵县完全中学，这是我第一次走进县城，第一次看到县城小火车。我犹记得，学校第一次组织看的电影是《大浪淘沙》，电影通过主人公靳恭绶的经历，展现了那个时代的风云变幻，时刻提醒我在面对困难和挑战时，要有坚持不懈的精神，奋勇向前，这样才能在人生的道路上走得更远。我的高中阶段就是在这样的精神引领下，不弃微末，不舍寸功，多次被评为校"三好生"。1982 年，我的高考成绩优异，受家乡人"学医可治病救人，积德行善""中医能养老"等思想的熏陶，立志学中医，并顺利就读河南中医学院（现河南中医药大学）中医系。在校五年，受教于李振华国医大师、张磊国医大师、孙建芝教授等中医大家，我勤勤恳恳，手不释卷，通过系统的学习掌握了扎实的中医理论知识，树立了中医信念，坚定了文化自信，各门功课均达优良，连年被评为学校"三好学生"。1985年，我成为一名光荣的中国共产党党员，1987年获评"河南省特别优秀毕业生"。自幼受作为军人的长兄影响，我一直有一个军人梦。大学毕业那年，我毅然选择了分配方案中的军校——第三军医大学（现陆军军医大学），从此义无反顾地踏上军医道路。到部队后，我以一名军人的标准严格要求自己，很快转变身份，适应角色，成为一名军医。

可是，经过几年的临床探索，发现自己离一名优秀的中医还比较遥远，为了进一步提高自己，1991年，经过刻苦努力，顺利成为河南中医学院研究生，师从我国著名中西医结合心血管专家孙建芝教授。孙老师是一位临床大家，其功底深厚，辨证精准，用药独到，在河南乃至全国都有较高的声誉。能成为他的弟子，我倍感荣幸和自豪。孙老师影响我最深刻的一句话是"不会看病的医生就不是好医生"，从医40多年来，这句话一直是我秉持的信念。读研阶段除了跟老师学习到治病的本事外，还学习了老师全心全意为人民服务，处处为患者着想，把患者当亲人的精神。通过几年的耳濡目染，除了深得其治病之真传外，老师的一言一行也在我心里深深地埋下了一颗种子——力争自己也能成为老师那样"德艺双馨"的好医生。读研三年，在反复学习老祖宗传承下来的中医药学精华的基础上，做好学习、临床、中医药学研究，传承精华，守正创新。1994年，在以出色的成绩完成学业的同时，还被学校评为"河南省三好学生""河南中医学院优秀共产党员"。学成归来，我的临床疗效已有显著提高，知名度也小有提升，许多就诊者慕名而来。

人生漫漫，学无止境。为了把所学的理论与实践进行深层次的结合与提升，1997年我有幸成为军中"国医名师"戴裕光教授的开门弟子。跟师三年，吃住都在大坪医院，白天跟师出诊，或者独自出诊，晚上整理医案或精读中医经典、传统文化书籍，真应了那句"读书百遍其义自见"。一分耕耘一分收获，千禧年的时候，我成功获得全国老中医药专家学术经验继承工作出师证书，再次回到新桥医院时，临床、教学、科研均有了一些造诣，对内、外、妇、儿等各科疾病，甚或是一些疑难杂症和危重患者，均常有惊喜疗效，逐步在同行及患者中得到了较高赞誉。

医术精湛，秉鉴持衡，做能"治好病"的中医，一直是我学中医的初衷。事实上，我也用精醇的医术不负中医之美，用自己的行动践行着对中医药的传承与热爱。2001 年，晋升副主任医师、副教授；2002 年，获评"重庆市首届优秀青年中医"；2006 年顺利考入中国人民解放军总医院（简称 301 医院）的"全军中医师承研究生"，成为全军仅有的八人之一。

在 301 医院深造期间，我从不懈怠，模范带头，顺利完成学位课，获得了博士学位，并受到"嘉奖"。随后，我带着满满的收获又再次回到新桥医院，带领中医科向更高的水平发展，努力提高中医科综合诊疗技术，科室临床诊疗能力及社会声誉不断提高。中医科由一个名不见经传的小科室，成为重庆市中医重点建设专科。我也在此期间获得了"第二届重庆市名中医""全国百名杰出青年中医""全国康复保健优秀人才"，并被聘为"中央军委保健专家""重庆市委保健专家"等。我已然从跟师学生蜕变成带徒教学的指导老师，并于 2011 年顺利晋升教授、主任医师，个人门诊量一度达到全院门诊量的三十分之一，个人挂号难度位于重庆市前列。许多疑难杂症患者经过我的精心调理和治疗，得以康复，这也让我个人及所带团队成为医院的一张"靓丽名片"。迄今为止，我被评为"重庆市民推荐十佳好医生"，并荣幸进入"胡润中国好医生榜"，先后荣获个人"三等功"两次，嘉奖十余次，多次被评为优秀共产党员、优秀党务工作者、优秀教师等，入选首届"感动重庆医者仁心奖""重庆市 322 重点人才工程""重庆市学术技术带头人（中医内科）"等。

后记

从医数十年，我也真正做到了"学以致用"。除了潜心钻研前人的医术精华之外，我也将学到的知识同临床实际结合，带领团队不断探索，持续创新，对中医及中国文化渐有独特感悟，提出"水、湿、痰、饮异形同类""土壤理论""给邪找出路""木耳理论"等，同时就如何做一名好中医，提出"德艺双馨，德字在先""继承创新，继承为本""治病疗疾，重在中和"等，把自己的领悟编为《晋献春青囊传薪系列丛书》，以求对同行及来者有所启发和帮助，亦求通过青囊传薪传承中医，发展中医。

精准诊断和有效治疗是中医学的关键。与中医结缘三十余载，经过反复的教学、临床、科研，关于如何成为一名好中医，我大抵梳理出以下几种必备特质。

第一，勤奋努力。所谓"笨鸟先飞，勤能补拙"，只有付出比别人多的精力、时间，才能达到既定的理想目标。古人云"业精于勤荒于嬉，行成于思毁于随"。业精于勤体现在"恒"，岳美中老先生曾作《无恒难以做医生》。"学而不思则罔"，重在思。如在冠心病的治疗中，根据张仲景对胸痹病机概括为"阳微阴弦"，阳微即心肾阳虚等，阴弦多为痰饮、瘀血、气滞等，尤以痰饮为主，治疗当以扶正祛邪，扶正以温通心肾阳气为主，祛邪以化痰逐饮，活血理气为主。同时感悟冠状动脉粥样硬化之"粥样硬化"类以痰，所以冠心病的治疗应以化湿祛痰为主。从张仲景治疗胸痹之方来看，瓜蒌薤白剂为主方，该类方即以化痰通阳为主，很少用活血祛瘀剂，更说明胸痹之治疗，化痰逐饮是第一要务。成为好中医除了勤奋刻苦外，尚需多思、多想。年轻时记忆力强，应以背诵为主（如经典名言、方剂、药性等），只有年轻时不断积累才有后来的厚积薄发。中年以后记忆力下降，但理解和分析能力增强，就应带着问题去学，如临证遇到疑难病例，自感疑惑或者无解时，就该博览群书，带着问题找答案。常言"书山有路勤为径，学海无涯苦作舟"。我认为应将后一句改为"学海无涯甘作舟"。只有将学习当作一件快乐的事，才能有助于自己取得进步。岳美中老先生曾说"成学问要具备三个条件,一是天资,二是勤奋,三是良师益友"。

第二,喜读书、会读书。我认为要学习中医,应遵循一精(精读)、二泛(泛读)、三复(复读)、四选(选读)的原则。所谓精读是一种深入分析和理解文本的方法,旨在通过仔细阅读和思考分析,深刻理解文章的主题和作者的意图。我认为中医需要精读的除四大经典外,在后世有重要影响的著作,也应列入精读范围,如《脾胃论》《温病条辨》《温热经纬》《血证论》《丹溪心法》《傅青主女科》《医宗金鉴》,等等。书籍之魅力,在于其透过百年烟云,直指当下,适逢灵感乍现,对自己的成长大有裨益。列入精读的书籍,一定要自己买书以便在书上批注,或把突有的感悟记录在书上。精读的书籍,部分内容或全部内容要达到张口即来,目即成诵。所谓泛读,顾名思义,是指广泛地阅读、泛泛地阅读。泛读的范围不应局限于医书,与东方(中国)文化相关的均可涉及。复读即多次重复地阅读,这里包括精读书籍,自己及很多医家认为的重要文章、书籍,要反复阅读,常言"读书百遍,其义自见"。选读即选择性地阅读,人生短,难周全,人之精力有限,要想在有限的生命里阅读完所有的书籍根本不可能,尤其是现在这个信息爆炸的时代,文章书籍亦是爆发性增长,要读书一定要学会选读,而选读首先要看书之前言、序、跋、后记等说明性辅文,从中大概窥知该书是否可读。将要读的书买来,在读书的过程中有批有注加深记忆,为以后复读奠定基础,同时,将读书时的灵光一现记录下来。中医学与中华文化息息相关,中医药学是"打开中华文明宝库的钥匙",作为中医工作者,一定要有书香气的熏陶,时时要问自己,书读够了没有。还有,要读一些小书的单行册,这些书一般多为独门绝活或祖传之经验结晶,在古代多为传内不传外、传子不传女的秘密之书,有很重要的借鉴性、使用性。

第三,勤于临床。常言"熟读王叔和,不如临症多",中医要多临床、勤临床,只有临床才能验证理论,积累素材,不断提高临床疗效。同时要

后记

213

沉得下来，青年中医刚开始可能患者少，疗效不够理想，容易丧失对中医的信心，要守得住阵地，耐得住寂寞，要将屁股坐热，患者只认"疗效"。好多中医院校的毕业生选择改行大多是在此阶段出了问题，有的疗效差失去了信心，进而怀疑中医，甚者开始反对中医，实则不是中医不行，而是学中医的人不行。因此学好中医首先要树立文化自信，坚信中医不仅能治病，而且能治重病、杂病、大病，治他医治不了的病。

第四，认真跟师。跟师非常重要，现在中医培养除院校培养外，师承也成为一个重要的培养途径。自己有幸拜河南名医孙建芝教授、军内名医戴裕光教授为师。门诊接诊、巡诊查房、学习实践、病例讨论等学践式跟师，潜心学习，反复临摹，受益匪浅，终有学成。有一朋友跟随国内名医半年余，认为该名医治病就以两张方加减，没啥学头。实则不然，这两张方子是该名医多年经验的结晶，里面大有乾坤，不然也不可能成为国内名医、医中圣手。

第五，广泛交流。"三人行必有我师"，多向他人学习交流，拓宽视野，提高水平，服务临床。如在一次交流中，某医者说山茱萸止脱止汗效果神奇，后在临床辨证的基础上使用该药，证明其言不虚。又如在与一中医药理学家交谈中，他说香薷的化学分子式与"来苏"非常相似，香薷应该对胃的致病菌有效，后在临床辨证的基础上对胃部幽门螺杆菌感染患者使用香薷，临床疗效显著提高。再如在与同行的交流中谈及药房中的桑叶多为嫩桑叶而非霜桑叶，但清肺润燥时需用霜桑叶，不知如何是好，同行说"可以将桑叶放在冰箱中霜冻一下亦可达到霜桑叶的疗效"，后来在临床中运用冰冻桑叶，其效真如"霜桑叶"。广泛交流不局限于医学，与中国文化有关的均可交流，如从儒、道、释到文学、艺术、天文、地理等。在交流过程中不断受到启发、获得灵感，提升自己，惠及患者。

第六，善于感悟。在中医的思维方法中，有"顿悟"之说，也经常有人说，学中医、用中医都需要有悟性，其实就是自己读书、临证、跟师的体会及感悟，就是不断在临床实践中进行一次次学术的升华。从医三十余年来的体会，确实如此。要成为一名好中医，要善于联想、推演，以悟中医药至深之道。临床亦深有感悟，如接诊多例因肺炎、手术或外伤致肺不张的幼儿或少年，西医治疗无效，求助于我，我分析病情，肺与大肠相表里，患儿数日大便不通或通而不畅，肺如气球，便滞如球塞，球塞一去，气行则肺复张，后用此理，用通大便之法则肺复张而痊愈。再如抽动症为儿童多发病，动则如风，动之部位多牵扯于目、唇及四肢肌肉，中医认为肝开窍于目，在气为风，唇及四肢肌肉为脾所主，由此推测抽动症与肝、脾有关，临床以此为依据遣方用药，疗效有了明显提高。又如不孕症的治疗，我认为怀小孩与种庄稼一个道理，种庄稼首先应平整土地，施足底肥，优选种子。那么女方需要调补气血，调理月经，将子宫内膜及卵巢功能调至最佳状态；同时优选种子，男方要生活规律，不熬夜、不伤精，食点枸杞子以子生子，提高男子精子的活力，降低精子畸形率。只要男女双方共同注意调理，种子不难。

第七，以德为先。要成为一个好中医，要德艺双馨，且以德为先。中医是中国文化的一部分，中国文化首先讲"礼"，礼之根本在于德，如果一个医生只有技术但良知缺失，道德丧失，那对患者及社会的伤害可能更大。如果医生能换位思考，将患者作为自己的父母、兄弟姐妹来看待，且有敬畏之心，本着"头上三尺有神明"，就不可能做出缺德之事，医患关系就不可能那样紧张。记得某年的夏天，重庆气温高达40℃，一位近70岁的老婆婆，从市郊前后换车数次，给我背来一背篓嫩玉米，她说："听说你们城里人喜欢吃嫩苞谷，这是自家种的，给你们尝一尝。"原来，这位婆婆的老伴在我这治疗效果很好，发自内心的感谢才有此举动，我也很受感动，回赠婆婆一份茶叶，说："非常感谢老人家的信任，拿点茶叶给大爷喝喝。"这件事虽过去约二十年，至今记忆犹新。再如一扩心病患者，一直治疗效果很好，有一天其家属从区县突然送来一面锦旗，说感谢这么多年来的关心和治疗，虽然该患者一般情况平稳，治疗良好，但有一天在河边游走，感受风寒，继之心力衰竭，不治而亡。我听之既感悲伤，患者生活不节而命丧黄泉；又感欣慰，患者虽已病故，但家属仍存感恩之心。这种患者已亡而送锦旗的行动令我非常感动，也更激励我做一名好医生。

第八，同道相羡。常言道"同行是冤家"，同行之间可能因见解不同、利益不同、单位不同等存在一些冲突，但作为一名好中医，要有大度之态，本着一字之师、一方之师、一理之师等，对待同道以羡慕的姿态、求师的姿态，一定能成为一名德行好、艺技精的好中医。

回归中医经典，回归中华传统文化，中医药是中华民族的文化瑰宝，其产生、发展、完善、创新及总结都蕴含着中华传统文化的思想，拓印出华夏智慧。这片文化的沃土培育出经久不衰、源远流长的中医药国粹。我们生于斯长于斯，需要坚守中医原创思维，纠正离宗的传承，继续培植中医创新发展的沃壤。在传承精华、守正创新的过程中，需兼容并蓄，采纳百家，不断培养自己的中医思维，增强自己的文化内涵，实现文化自信、中医药自信，这样我们的中医成长之路才会越来越远，越来越好。

陆军军医大学新桥医院　晋献春

2024 年 3 月 26 日写于家中